Meine Vorsorge - Patientenverfügung, Vorsorgevollmacht, Betreuungsverfügung, Testament

Das Leben hält die ein oder andere Überraschung bereit, auf die man sich aber auch etwas vorbereiten kann.

Vorsorge für das Alter, Krankheit bis zum Tod sollten Sie frühzeitig treffen. Dokumentieren Sie Ihre Gedanken, Wünsche und Bedürfnisse. Nur so können Sie sicher sein, dass diese im Falle des Falles von Ihren Angehörigen, Freunden oder Bevollmächtigten auch umgesetzt werden.

Legen Sie jetzt im vollen Bewusstsein fest, welche Behandlung Sie im Fall einer schwerwiegenden Erkrankung wünschen. Ihnen nahestehende Personen haben es so leichter, richtig zu reagieren und die für Sie richtigen Entscheidungen zu treffen.

„Meine Vorsorge" hilft Ihnen, sich einen schnellen und unkomplizierten Überblick über die gesamte Thematik zu verschaffen. Durch gute Verständlichkeit gebe ich Ihnen Hinweise und Muster in diesem kleinen Vorsorgebuch. Ob Hilfestellungen bei der Niederschrift, Ihre individuellen Wünsche und Vorsorge in den Bereichen:

Vorsorgevollmacht

Betreuungsverfügung

Patientenverfügung

Entbindung von der ärztlichen Schweigepflicht

Organspende Verfügung

Bankvollmachten

Postvollmachten

Digitale Vorsorge / Nachlass

das Buch hilft Ihnen und Ihren Angehörigen weiter. Über die Webseite zum Buch: www.Startvorsorge.de erhalten Sie auch alle aufgeführten Formulare und weitergehende Informationen.

♡ lichst
Ihr Roman Graf

Inhalt

Bibliografische Information der Deutschen Nationalbibliothek

Die Deutsche Nationalbibliothek verzeichnet diese Publikation in der Deutschen Nationalbibliografie; detaillierte bibliografische Daten sind im Internet über http://dnb.d-nb.de abrufbar.

Zitiervorschlag:

Roman Graf, Vorsorge

BoD, Norderstedt 2022

Hinweis:

Meine Werke sind stets bemüht, Sie nach bestem Wissen zu informieren. Die vorliegende Ausgabe beruht auf dem Rechtsstand von August 2022.

1. Auflage

© Autor Roman Graf
Herstellung und Verlag: BoD
– Books on Demand,
Norderstedt
ISBN: 9783756836529

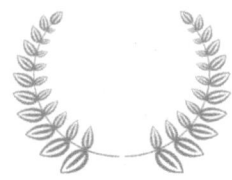

VERFÜGUNGEN

VON

Name in Druckbuchstaben:

_____

Alle in diesem Buch enthaltenen Verfügungen wurden
persönlich getroffen:

_____   _____
Vollmachtgeber/in   Zeuge(n)

Allgemeines zur Vorsorgevollmacht

Wirkung der Vorsorgevollmacht

Mit der Vorsorgevollmacht bevollmächtigen Sie nach deutschem Recht eine andere Person, im Falle einer Notsituation alle oder bestimmte Aufgaben für den Vollmachtgeber zu erledigen.

Mit ihr wird der Bevollmächtigte zum Vertreter im Willen, d. h., er entscheidet an Ihrer Stelle. Deshalb setzt eine Vorsorgevollmacht unbedingtes und uneingeschränktes persönliches Vertrauen zum Bevollmächtigten voraus.

Für die Bundesrepublik Deutschland findet sich die Rechtsgrundlage für das Handeln des Bevollmächtigten in § 164 ff. BGB, für das Verhältnis zwischen Vollmachtgeber und Bevollmächtigtem (sogenannter Auftrag) in § 662 ff. BGB.

Der Bundesgerichtshof in Karlsruhe entschied, dass es zur Ausstellung einer Vorsorgevollmacht ausreichend ist, dass der Vollmachtgeber partiell geschäftsfähig ist, also noch erfassen kann, welche Auswirkungen das Ausstellen einer Vollmacht hat.

In Österreich wurde die Vorsorgevollmacht mit dem Sachwalterrechts-Änderungsgesetz 2006 im ABGB §§ 284 f-h gesetzlich verankert. Dieses trat mit 1. Juli 2007 in Kraft und entspricht im Wesentlichen den Regeln des Rechts der Bundesrepublik Deutschland.

Eine rechtliche Betreuung kann durch eine Vorsorgevollmacht i. d. R. vermieden werden. In einer solchen Erklärung gibt die vollmachterteilende Person für den Fall einer später eintretenden Geschäfts- und/oder Einwilligungsunfähigkeit (z. B. durch krankheitsbedingten Abbau von geistigen Fähigkeiten) einem anderen die Vollmacht, im Namen der vollmachterteilenden Person zu handeln. Die Vorsorgevollmacht hat einen anderen Regelungsgehalt als die Patientenverfügung, in der nicht verfügt wird, wer handeln soll, sondern der Verfügende selbst regelt, was etwa im Fall unheilbarer Krankheit geschehen soll. Allerdings können Teile beider Erklärungen in einem Dokument zusammengefasst werden. Die Vollmachten bedürfen keiner notariellen Beurkundung (§ 167 Abs. 2 BGB), wobei diese aus Sicherheitsgründen dennoch empfohlen wird. Eine öffentliche Beglaubigung der Unterschrift wird z. B. für eine Immobilienübertragung benötigt (§ 29 Grundbuchordnung). Bevollmächtigte müssen nur nachweisen, dass sie bevollmächtigt sind (§ 167 Abs. 2 BGB). Öffentliche

Unterschriftsbeglaubigungen nehmen u. a. die Betreuungsbehörden in Deutschland vor. Sie dürfen dafür 10 Euro Gebühr erheben (§ 6 Abs. 2, Abs. 4 und Abs. 5 Betreuungsbehördengesetz (BtBG)).[3] In Hessen beglaubigen auch die Ortsgerichte. Bundesweit kann eine Unterschrift auch beim Notar beglaubigt werden.

Hierfür fallen Gebühren zwischen 20 und 70 Euro an (Stand 2022). Grundsätzlich können nur geschäftsfähige und volljährige Personen als Bevollmächtigte bestimmt werden.

- Gegenstand der Vorsorgevollmacht

- Auswahl des

- Bevollmächtigten

- Erteilung von Untervollmacht

- Vermögensverwaltung

- Gesundheitsangelegenheiten

- Regelungen über den Aufenthaltsort (Einweisung in Krankenhaus oder Pflegeheim)

- Sonstige für den Vollmachtgeber wichtige, zu regelnde persönliche Angelegenheiten

Rechtscharakter

Eine Vorsorgevollmacht ist eine Willenserklärung, die einem anderen Menschen die rechtsgeschäftliche Vertretung erlaubt.

Nach § 1896 Abs. 2 Satz 2 BGB ist die Bestellung eines rechtlichen Betreuers trotz Vorliegen der medizinischen Voraussetzungen (§ 1896 Abs. 1 BGB) entbehrlich, wenn die Angelegenheiten des Betroffenen durch eine Vollmacht ebenso gut erledigt werden können. Im gesundheitlichen und höchstpersönlichen Bereich gelten einige Vorschriften des Betreuungsrechts auch für den Vorsorgebevollmächtigten. So muss er eine freiheitsentziehende Unterbringung und weitere freiheitsentziehende Maßnahmen vom Gericht genehmigen lassen (auch stark beruhigende Medikamente gehören hierzu).

Gleiches gilt für bestimmte ärztliche Behandlungen (zum Beispiel eine Operation). Hingegen wird der Bevollmächtigte in finanziellen Angelegenheiten nicht durch das Betreuungsgericht kontrolliert. Es kann sich daher empfehlen, selbst Kontrollmechanismen in die

Vorsorgevollmacht aufzunehmen, zum Beispiel die Erteilung der Vollmacht in der Weise, dass immer nur zwei Bevollmächtigte von ihr Gebrauch machen können (Vier-Augen-Prinzip).

Form

Eine rechtswirksame Vorsorgevollmacht setzt voraus, dass der Vollmachtgeber bei der Erteilung über seinen freien Willen verfügte, er also aus diesem Grunde geschäftsfähig war (§ 104 BGB). Ebenso kann eine Patientenverfügung nur bei Einwilligungsfähigkeit rechtswirksam eingerichtet werden (§ 1901a BGB). Der Bundesgerichtshof entschied, dass es zur Ausstellung einer Vorsorgevollmacht ausreichend ist, dass der Vollmachtgeber partiell geschäftsfähig ist, also noch erfassen kann, welche Auswirkungen das Ausstellen einer Vollmacht hat.

Vollmachten sind grundsätzlich formfrei zulässig, können also theoretisch mündlich erteilt werden. Schriftform wird allerdings im Rechtsverkehr allgemein erwartet.

Bei der Errichtung in der Form notarieller Beurkundung (§ 128 BGB) berät der Notar über die Rechtswirkungen und den Inhalt der Vorsorgevollmacht und nimmt eine amtliche Dokumentation der Identität des Vollmachtgebers vor. Notare sind zwar nicht zur Prüfung der Geschäftsfähigkeit verpflichtet, sollen aber nach § 11 Beurkundungsgesetz Zweifel an der Geschäftsfähigkeit in der Urkunde vermerken. Das kann in der Praxis bei einer notariellen Vorsorgevollmacht gegebenenfalls zu einem höheren Beweiswert dahingehend führen, dass der Vollmachtgeber geschäftsfähig war.

Hat das Betreuungsgericht Zweifel an der Rechtswirksamkeit der Vollmacht, kann es einen Betreuer einsetzen. Ein ärztliches Attest, in dem die Fähigkeit zur freien Willensbildung bescheinigt wird, kann in Zweifelsfällen die Glaubwürdigkeit der Vollmacht allenfalls leicht erhöhen, jedoch letztlich das Betreuungsgericht nicht dazu zwingen, von der Anordnung einer Betreuung abzusehen.

Sofern die Vollmacht auch zu Grundstücksgeschäften und gegenüber Banken tauglich sein soll, ist die notarielle Beurkundung empfohlen. Bei notariell beurkundeten Vorsorgevollmachten können vom Notar weitere Ausfertigungen (besondere Kopien der Urschrift, die das Original im Rechtsverkehr vertreten) erteilt werden.

Es gibt eine Rechtsprechung, nach der Vorsorgevollmachten von Banken zumindest bei notarieller Beurkundung grundsätzlich akzeptiert werden müssen.

Soll die Vorsorgevollmacht gleichzeitig zur Einwilligung in medizinische Maßnahmen berechtigen, mit deren Durchführung die begründete Gefahr besteht, dass der Vollmachtgeber auf Grund der Maßnahme stirbt oder einen schweren und länger dauernden gesundheitlichen Schaden erleidet, muss die Vollmacht mindestens schriftlich abgefasst sein und die betreffenden Maßnahmen ausdrücklich nennen (§ 1904 Abs. 5 BGB). Gleiches gilt, wenn der Bevollmächtigte berechtigt sein soll, eine freiheitsentziehende Unterbringung des Vollmachtgebers zu veranlassen (§ 1906 Abs. 5 BGB) oder ihn vor Gericht zu vertreten (§ 51) Abs. 3 ZPO.

Zur besseren Akzeptanz im Rechtsverkehr dürfen seit 1. Juli 2005 die kommunalen Betreuungsbehörden Unterschriften und Handzeichen unter Vorsorgevollmachten (und Betreuungsverfügungen) öffentlich beglaubigen (§ 6 Betreuungsbehördengesetz). Die rechtliche Einordnung einer solchen Unterschriftsbeglaubigung war früher umstritten. Nunmehr hat der Gesetzgeber durch das Gesetz zur Änderung des Zugewinnausgleichs- und Vormundschaftsrechts vom 6. Juli 2009 (BGBl. I S. 1696) klargestellt, dass die Beglaubigung durch den Urkundsbeamten der Betreuungsbehörde eine „öffentliche" Beglaubigung ist (vgl. § 6 Abs. 2 BtBG in der Fassung ab 1. September 2009) und damit einer Beglaubigung durch den Notar gleichsteht. Die so beglaubigte Vollmacht kann deshalb auch bei Erklärungen zum Grundbuch (§ 29 Grundbuchordnung) oder bei Gerichtsverfahren, wenn dies von der Gegenseite verlangt wird (§ 80 Abs. 2 ZPO), verwandt werden.

Inhalt

Die Vorsorgevollmacht kann sich auf alle rechtlich relevanten Handlungen beziehen, bei denen Stellvertretung zulässig ist. Dies ist nicht bei höchstpersönlichen Rechtsgeschäften wie der Eheschließung, dem Testament oder der Ausübung des Wahlrechtes der Fall. Sofern Fragen der medizinischen Behandlung, der freiheitsentziehenden Unterbringung oder der Vertretung in gerichtlichen Verfahren Inhalt der Vollmacht sein sollen, müssen sie ausdrücklich in der Vollmacht geregelt sein. Eine sog. Generalvollmacht umfasst diese Angelegenheiten nicht (vgl. § 1904 Abs. 2 BGB, § 1906 Abs. 5 BGB, § 51 Abs. 3 Zivilprozessordnung – ZPO).

Die Genehmigungsvorbehalte des Betreuungsgerichtes des BGB bei gefährlicher Heilbehandlung und Freiheitsentziehung (§ 1904, § 1906 BGB) für den Betreuer gelten auch für den Vorsorgebevollmächtigten. Die Entscheidung über eine geschlossene Unterbringung, die Entscheidung über die Durchführung unterbringungsähnlicher

Maßnahmen wie das Festbinden am Bett, Anschnallen im Rollstuhl, Sedierung mit Medikamenten oder Einwilligungen in Behandlungen, die als gefährlich gelten, darf demnach nur mit vorheriger richterlicher Genehmigung geschehen.

Wenn mit dem Aufschub der unterbringungsähnlichen Maßnahme Gefahr verbunden ist – beispielsweise bei Stürzen aus dem Bett mit Gefahr des Oberschenkelhalsbruches eines Pflegeheimbewohners – kann der Bevollmächtigte eine vorläufige Entscheidung über die Anbringung der Bettgitter (unterbringungsähnliche Maßnahme) treffen und hat darüber hinaus zugleich unverzüglich eine gerichtliche Entscheidung zu beantragen, wenn die Maßnahme länger dauern soll (mehr als zwei Tage) oder regelmäßig (beispielsweise immer nachts) erfolgen muss.

Erfahrungen der Praxis legen nahe, Vorsorgevollmachten, die sich auf Vermögensgeschäfte beziehen, öffentlich beglaubigen zu lassen, weil

Vermietungsunternehmen und insbesondere Banken sich oft nicht mit privatschriftlichen Urkunden zufriedengeben.

In einigen Fällen erkennen Banken notarielle Vorsorgevollmachten nicht problemlos an. Sie verlangen – rechtswidrig – die Erteilung einer Kontovollmacht auf bankeigenen Formularen einschließlich einer Unterschriftenprüfung durch die Bank. Das vom Bundesjustizministerium entwickelte Vordruckmuster einer Kontovollmacht soll künftig allgemein akzeptiert werden. Für Grundstücksgeschäfte, zahlreiche Transaktionen bei Unternehmen und Verbraucherkreditverträgen ist immer eine öffentlich (das heißt notariell) beurkundete Vollmacht notwendig.

Mehrere Bevollmächtigte ernennen

In einer Vorsorgevollmacht kann man mehrere Personen als Bevollmächtigte ernennen: Entweder mit mehreren Einzelvollmachten, einer Doppelvollmacht oder einer Ersatzvollmacht. Während eine Ersatzvollmacht zusätzliche Sicherheit durch einen Ersatzbevollmächtigten bietet, bestimmt eine Doppelvollmacht zwei Bevollmächtigte, die sich gegenseitig kontrollieren können. Einzelvollmachten bieten sich dagegen an, um verschiedene Bevollmächtigte für verschiedene Bereiche zu bestimmen – um Verwirrung und Unstimmigkeiten zwischen den Bevollmächtigten zu vermeiden, sollten diese Vertretungsbereiche klar voneinander abgegrenzt werden.

Widerruf und Kündigung

Die Vorsorgevollmacht kann in der Bundesrepublik Deutschland jederzeit ohne Einhaltung einer Form widerrufen werden (§ 168, § 671 BGB). Nach Eintritt der Geschäftsunfähigkeit des Vollmachtgebers kann jedoch der Bevollmächtigte nicht mehr ohne weiteres kündigen (§ 671 Abs. 2 BGB). Er muss sich stattdessen an das Betreuungsgericht wenden, damit dieses einen Betreuer bestellt, dem Gegenüber die Kündigung der Vollmacht erklärt wird. Auch ein in einem solchen Falle bestellter Betreuer kann seinerseits die Vollmacht widerrufen, wenn der Vollmachtnehmer die Vollmachtstätigkeit nicht mehr leisten kann oder will. Diese Berechtigung muss sich nach neuerer

Rechtsprechung des BGH direkt aus der Formulierung des Betreuer-

aufgabenkreises ergeben.

In Österreich ist die Kündigung einer Vorsorgevollmacht durch den Be-

vollmächtigten nach Eintritt der Geschäftsunfähigkeit des Vollmacht-

gebers ausdrücklich gestattet, allerdings ohne entsprechende Rege-

lung, in welcher Form dies zu erfolgen hat.

Unterschied zur Patientenverfügung und Betreuungsverfügung

Von der Vorsorgevollmacht zu unterscheiden ist die Patientenverfü-

gung, bei der der Verfügende im Voraus Anweisungen erteilt, wie er

nach seinem Willen als Patient ärztlich behandelt werden möchte,

wenn er nicht mehr in der Lage ist, selber darüber zu entscheiden. Arzt

und Bevollmächtigter oder Betreuer müssen nach den Vorgaben der

Patientenverfügung handeln. Die Bindung des Bevollmächtigten oder

Betreuers an die Patientenverfügung ergibt sich seit 1. September

2009 aus § 1901a BGB, die des Arztes seit 2013 aus § 630d BGB.

Die Abgrenzung von Vorsorgevollmacht und Betreuungsverfügung liegt vor allem darin, dass die Vorsorgevollmacht auf grenzenloses und unkontrolliertes Vertrauen setzt, während die Betreuungsverfügung erst dann Wirkung entfaltet, wenn das Gericht es entsprechend der gesundheitlichen Situation des Verfügenden für erforderlich hält, dass die Handlungsbefugnis dem vom Verfügenden Vorgeschlagenen über-tragen wird und diese Befugnis dann unter gerichtlicher Kontrolle steht. Der Vorgeschlagene wird dann vom Gericht zum Betreuer ernannt. Das heißt, das Betreuungsgericht wacht über die Einhaltung der Ver-fügung und z. B. über jeden Ein- und Ausgang auf den Konten des Verfügenden, falls der Vorgeschlagene nicht zum Personenkreis der sogenannten befreiten Betreuer gehört. Dieser befreite Personenkreis ist in der Regel nämlich nur dem Verfügenden oder dessen Erben rech-nungspflichtig.

Eine Patientenverfügung enthält Weisungen an den Vorsorgebevoll-mächtigten bzw. Betreuer, wie bestimmte gesundheitliche Fragen entschieden werden sollen. Im Verhältnis zur Betreuungsverfügung ist die Patientenverfügung mit ihr teilweise deckungsgleich. Eine Vorsorgevollmacht kann die Patientenverfügung nicht ersetzen. Bundesnotarkammer und Bundesärztekammer haben empfohlen, eine Patientenverfügung immer mit einer Vorsorgevollmacht zu kombinieren, weil die gewählte Vertrauensperson als Bevollmächtigter im Fall der Fälle den Patientenwillen gegenüber dem Arzt artikulieren und gegebenenfalls durchsetzen kann.

Ein möglicher Nachteil der Betreuungsverfügung kann darin bestehen, dass der Betreuer bezahlt wird. Es gibt gesetzliche Regelungen zur Bezahlung des Betreuers. Ein Berufsbetreuer mit Hochschul- oder Fachhochschulausbildung erhält z. B. derzeit 44,– €/Std. im Rahmen einer seit dem 1. Juli 2005 geregelten Vergütungspauschalierung. Der ehrenamtliche Betreuer (Freund, Familienangehörige, sonstige Dritte) erhält eine Aufwandspauschale von 399,00 €/Jahr (seit August 2013). Diese ist bis zu 2400 Euro jährlich steuerfrei.

Eine andere Sache ist, wer den Betreuer bezahlt. Dies richtet sich nach den Maßstäben des Sozialhilferechtes. Ist der Verfügende mittellos, muss die Justizkasse den Betreuer bezahlen. Ist der Verfügende vermögend, muss er selbst den Betreuer bezahlen. Bei der Vorsorgevollmacht kommt demgegenüber eine Zahlung aus der Staatskasse nie in Betracht.

Auch die Vorsorgevollmacht sollte daher eine Regelung über die Vergütung und Auslagen des Bevollmächtigten enthalten, muss sie aber nicht. Bei der Vorsorgevollmacht kann der Vollmachtgeber gegebenenfalls dem Bevollmächtigten für Barauslagen erstattungspflichtig sein und dann auch für Zeitaufwand (Vergütung), wenn die Übernahme der Vollmacht entgeltlich als Geschäftsbesorgungsvertrag vereinbart wurde.

Vorteile

Ein Vorteil der Vorsorgevollmacht besteht darin, dass der Bevollmächtigte, der Kenntnis von der Vollmacht hat, sofort nach Kenntnis von der Notsituation handeln kann und nicht erst wie bei der Betreuung eine gerichtliche Bestellung erfolgen muss. Der Bevollmächtigte unterliegt auch nicht der Kontrolle des Betreuungsgerichtes bei der Vermögensverwaltung wie ein gerichtlich bestellter Betreuer.

Der Bevollmächtigte kann je nach Formulierung der Vorsorgevollmacht in vollem Umfang über das Vermögen des Vollmachtgebers verfügen und braucht Außenstehenden keine Rechenschaft abzulegen. So ist es dem durch Rechtsgeschäft Bevollmächtigten im Gegensatz zu einem rechtlichen Betreuer möglich, Vermögen im Rahmen der vorweggenommenen Erbfolge an zukünftige Erben zu übertragen und so optimal Steuerfreibeträge innerhalb der Zehnjahresfrist bei Schenkungen/Erbe auszunutzen. Gegenüber dem Vollmachtgeber besteht eine Auskunftspflicht und nach dem Ende der Tätigkeit eine Herausgabepflicht.

Der Vorteil der Vorsorgevollmacht gegenüber der Betreuung ist auch darin zu sehen, dass mit der Vollmachtserteilung das Grundrecht auf Selbstbestimmung zum Ausdruck gebracht wird. In einer Betreuungsverfügung wird lediglich dem Gericht mitgeteilt, wer als Betreuer gewünscht wird. Die Betreuungsverfügung ist also nicht zwingend verbindlich.

Ein weiterer Vorteil kann die bessere gesellschaftliche Akzeptanz gegenüber einer Betreuung sein. Je nach Situation ist eine Vorsorgevollmacht auch aus Gründen des Selbstwertgefühls einer Betreuung vorzuziehen.

Auch ist der Vorteil der Vorsorge gegenüber der Betreuung ohne vorsorgliche Verfügung, dass sie individuell auf die persönliche Situation zugeschnitten werden kann. Ein weiterer Vorteil ist darin zu sehen, dass sie jederzeit wieder zurückgezogen werden kann, solange man dazu noch selbst in der Lage ist (Geschäftsfähigkeit).

Nachteile

Die fehlende Kontrolle kann ein Nachteil der Vorsorgevollmacht sein, wenn beispielsweise der bevollmächtigte Familienangehörige aufgrund einer neuen Situation, wie einer neuen Partnerschaft, andere Interessen verfolgt, als für den Vollmachtgeber vorhersehbar war. Dann kann das Betreuungsgericht unter Umständen trotz Vorsorgevollmacht sogar einen Betreuer bestellen, wenn der Bevollmächtigte ungeeignet ist, die Angelegenheiten des Betroffenen zu besorgen, insbesondere weil zu befürchten ist, dass die Wahrnehmung der Interessen des Betroffenen durch jenen eine konkrete Gefahr für das Wohl des Betroffenen begründet. Daher sollte vom Betroffenen ggf. ein Kontrollbevollmächtigter benannt werden, wenn kein uneingeschränktes Vertrauen zur Person des Bevollmächtigten besteht.

Auch hat die Vorsorgevollmacht weniger Akzeptanz im Rechtsverkehr als ein vom Gericht bestellter Betreuer. Allerdings müssen Vorsorgevollmachten auch von Banken akzeptiert werden. Die frühere Praxis, dass Banken zusätzlich noch eigene Kontovollmachten verlangen, ist heute nicht mehr rechtmäßig. Eine Bank darf jedenfalls dann, wenn die Vorsorgevollmacht notariell beurkundet worden ist, keine speziellen Bankvollmachten verlangen.

Meist wird eine Vorsorgevollmacht in der Befürchtung getroffen, ein fremder Dritter könnte als Betreuer bestellt werden. Dies ist aber nicht gängige Praxis, da das Betreuungsgericht gesetzlich verpflichtet ist, bei der Betreuerauswahl den Ehegatten und die Verwandten ersten Grades vorrangig zu berücksichtigen (§ 1897 Abs. 5 BGB).

Eine Vorsorgevollmacht schützt den Betroffenen nicht, wenn dieser im Zustand der Geschäftsunfähigkeit Geschäfte zu seinen Ungunsten abschließt. Dann muss die Geschäftsunfähigkeit nachgewiesen werden. Das entfällt nur dann, wenn eine Betreuung mit Einwilligungsvorbehalt eingerichtet wird.

Vorlage beim Betreuungsgericht

Sowohl Vorsorgevollmacht als auch Betreuungsverfügung müssen dem Betreuungsgericht vorgelegt werden, wenn man Kenntnis von einem gerichtlichen Betreuungsverfahren hat (§ 1901c BGB). Durch das Vorliegen einer Vorsorgevollmacht ist die Einrichtung einer Betreuung gegebenenfalls entbehrlich (§ 1896 Abs. 2 BGB). In einer Betreuungsverfügung können zudem durch das Gericht verbindlich zu berücksichtigenden Wünschen zur Betreuerauswahl enthalten sein (§ 1897 Abs. 4 BGB).

Zentrales Vorsorgeregister der Bundesnotarkammer (BNotK)

Die Bundesnotarkammer führt seit 2004 das Zentrale Vorsorgeregister, in das Vorsorgevollmachten und Betreuungsverfügungen, auch in Verbindung mit Patientenverfügungen, eingetragen werden können, um den Betreuungsgerichten bei Bedarf die Suche nach einem Bevollmächtigten zu erleichtern bzw. ein Verfahren zur Bestellung eines Betreuers durch das Betreuungsgericht zu vermeiden. Ende des Jahres

2015 waren dort bereits 3 Mio. Vorsorgeurkunden registriert. Das Register wird mehr als 20.000mal monatlich von der betreuungsgerichtlichen Praxis abgefragt.

Das gesetzliche Betreuungsverfahren ist subsidiär, das bedeutet, ein Betreuer soll nur bestellt werden, wenn dazu Bedarf besteht; bei Vorliegen einer wirksamen Vorsorgevollmacht besteht dieser Bedarf in der Regel nicht.

Das Zentrale Vorsorgeregister wurde von der Bundesnotarkammer in Eigenregie aufgebaut und war nur für die Eintragung von notariell beurkundeten Vorsorgevollmachten offen. Seit 1. März 2005 können infolge einer Rechtsänderung und Schaffung einer Vorsorgeregister-Verordnung) auch privatschriftliche Vorsorgevollmachten registriert werden. Seit 1. September 2009 können auch Betreuungsverfügungen gemeldet werden. Die Registrierung ist einmalig gebührenpflichtig (durchschnittlich ca. 13,00 €). Auskunft aus dem Register erhalten nur das Betreuungsgericht und das Landgericht als Beschwerdegericht.

Mit der Registrierung wird eine ZVR-CARD erteilt, mit der auf die Vorsorgeurkunde und die Vertrauenspersonen hingewiesen wird.

Die Bundesnotarkammer bietet eine kostenlose Service-Hotline an (unter Telefon 0800-3550500: 7:00 Uhr bis 17:00 Uhr, freitags bis 13:00 Uhr). Die postalische Anschrift für Registrierungen und Auskünfte ist:

Bundesnotarkammer
Zentrales Vorsorgeregister
Kronenstr. 42
10117 Berlin
oder im Internet: www.vorsorgeregister.de.

Auch eine Reihe privater Dienste und Verbände bieten die Registrierung von Vorsorgevollmachten und Patientenverfügungen/Betreuungsverfügungen gegen Entgelt an. Während das Zentrale Vorsorgeregister mit ziemlicher Sicherheit im Bedarfsfall vom Gericht abgefragt wird, ist dies bei privaten Anbietern unwahrscheinlich.

Betreuungsbehörden, Ärzte und Krankenhäuser bekommen jedoch derzeit keine Auskunft aus dem Zentralen Vorsorgeregister, während private Register in der Regel die Abfragemöglichkeit für alle bieten. Es ist aber wiederum nicht sicher, dass solche Dokumente aufgefunden werden. Außerdem muss ein Arzt im Zweifel ohnehin das Betreuungsgericht einschalten.

Betreuungsverfügungen (keine Vorsorgevollmachten) können in einigen Bundesländern (derzeit Bremen, Hessen, Niedersachsen, Saarland, Sachsen-Anhalt, Thüringen) bei den Betreuungsgerichten hinterlegt werden. In Bayern und Sachsen wurde die Hinterlegungsmöglichkeit abgeschafft und stattdessen die Registrierung der Urkunde im Zentralen Vorsorgeregister der Bundesnotarkammer empfohlen.

Die Vorsorgeurkunde wird bei der Bundesnotarkammer nicht hinterlegt. Diese sollte im Besitz der Vertrauensperson sein, um sich gegenüber Ärzten, Behörden oder Banken ausweisen zu können. Auch ersetzt die Registrierung nicht die Erteilung der Vollmacht selbst.

Vorsorgevollmacht in Österreich

In der Republik Österreich ist mit Inkrafttreten des Sachwalterrechts-Änderungsgesetzes am 1. Juli 2007 die Vorsorgevollmacht als vorrangiges Rechtsinstitut gegenüber einer Sachwalterschaft gesetzlich festgeschrieben. Die Regelungen finden sich in den § 284f, § 284g und § 284h ABGB.

Ab dem 1. Juli 2018 gilt das neue Erwachsenenschutzgesetz, in dem die Vertretung von volljährigen Personen geregelt ist. Grundsätzlich gibt es dann gemäß dem Erwachsenenschutzgesetz als vier Säulen der Vertretung von unterstützungsbedürftigen volljährigen Personen die bisher bewährte Vorsorgevollmacht, zusätzlich die neu eingeführte gewählte Erwachsenenvertretung, die gesetzliche Erwachsenenvertretung (bisher Vertretungsbefugnis nächster Angehöriger) und die gerichtliche Erwachsenenvertretung (bisher Sachwalterschaft). Mit der Vorsorgevollmacht soll die Beibehaltung der Autonomie des Vertretenen erreicht werden und kann eine Vertretung unabhängig vom Staat bzw. von einem Verfahren zur Erwachsenenvertretung erfolgen. Damit ist grundsätzlich ein höchstes Maß an Selbstbestimmung umgesetzt, keine gewählte, gesetzliche oder gerichtliche Erwachsenenvertretung notwendig und die staatliche Einflussnahme auf ein Minimum reduziert. Die gerichtliche Kontrolle bzw. Einflussnahme betrifft im Wesentlichen nur die Genehmigung von medizinischen Behandlungen bei Dissens zwischen Vertreter und Vertretenem und dauerhafte Wohnortveränderung ins Ausland, womit bei einer rechtsgültigen Vorsorgevollmacht die rechtliche Betreuung „innerfamiliär" gelöst werden kann.

Mit der Vorsorgevollmacht kann insbesondere eine Vorgabe gegeben werden, welche Personen oder Erwachsenenschutzvereine Erwachsenenvertreter sein sollen oder auch solche ausgeschlossen werden. Das Gericht ist jedoch an diese Vorgabe (Wunsch) des Betroffenen nicht gebunden. Der Vorsorgefall tritt ein, wenn der Vollmachtgeber die zur Besorgung der anvertrauten Angelegenheiten erforderliche Entscheidungsfähigkeit verliert, wobei Altersgrenzen für den Eintritt des

Vorsorgefalls keine Rolle spielen. Einschränkungen der Äußerungsfähigkeit an sich sollen nicht den Eintritt des Vorsorgefalles bewirken.

Mit dem Erwachsenenschutzgesetz wird es verpflichtend, dass die Vorsorgevollmacht, nach der Belehrung über die Rechtsfolgen, höchstpersönlich und schriftlich vor einem Notar, Rechtsanwalt oder Erwachsenenschutzverein errichtet wird (§ 262 Abs. 1 ABGB nF). Die Eintragung in das Österreichische Zentrale Vertretungsverzeichnis (ÖZVV) wird verpflichtend (§ 245 Abs. 1 ABGB), damit die Vorsorgevollmacht überhaupt wirksam werden kann (§ 263 ABGB nF – bis 1. Juli 2018 nur fakultativ erforderlich). Erwachsenenschutzvereine sollen im Rahmen der persönlichen Beratung auch alternative Wege aufzeigen und somit im Rahmen der Abklärung auch andere Formen (bis zur Einschaltung des Pflegschaftsgerichts bzw. Anregung der gerichtlichen Erwachsenenvertretung) einleiten oder vorschlagen.

Im Zuge der Errichtung einer Vorsorgevollmacht sollte der Verfasser im Vorfeld die Partei danach befragen, ob bereits eine

Vorsorgevollmacht oder Patientenverfügung errichtet wurde oder dies noch geplant ist. Steht von vornherein fest, dass beides gewünscht wird, so empfiehlt Entleitner, Vorsorgevollmacht und Patientenverfügung optimal aufeinander abgestimmt in einer Urkunde zu kombinieren, damit Widersprüchlichkeiten ausgeschlossen werden.

Vorsorgevollmacht

Ich (Vollmachtgeber/in)

Name: _____

geboren am: _____

wohnhaft in: _____

Telefonnummer: _____

Bevollmächtige hiermit

Name: _____

geboren am: _____

wohnhaft in: _____

Telefonnummer: _____

Diese Vertrauensperson wird hiermit bevollmächtigt, mich in allen Angelegenheiten zu vertreten, die ich im Folgenden angekreuzt oder angegeben habe. Durch diese Vollmachtserteilung soll eine vom Gericht

angeordnete Betreuung vermieden werden. Die Vollmacht bleibt daher in Kraft, wenn ich nach ihrer Errichtung geschäftsunfähig geworden sein sollte.

Die Vollmacht ist nur wirksam, solange die bevollmächtigte Person die Vollmachtsurkunde besitzt und bei Vornahme eines Rechtsgeschäfts die Urkunde im Original vorlegen kann.

Zum/Zur Ersatzbevollmächtigten bestimme ich:

Name: _____

geboren am: _____

wohnhaft in: _____

Telefonnummer: _____

Kontrollbetreuer

Falls das Gericht einen Kontrollbetreuer für notwendig hält, der den Bevollmächtigten bei der Wahrnehmung seiner hier niedergelegten Aufgaben überwachen soll, dann wünsche ich, dass folgend Person dies übernimmt:

bevollmächtige hiermit

Name: _____

geboren am: _____

wohnhaft in: _____

Telefonnummer: _____

1. Gesundheitssorge/Pflegebedürftigkeit

- Sie darf in allen Angelegenheiten der Gesundheitssorge entscheiden, ebenso über alle Einzelheiten einer ambulanten oder (teil-)stationären Pflege. Sie ist befugt, meinen in einer Patientenverfügung festgelegten Willen durchzusetzen. | Ja | Nein |

- Sie darf insbesondere in eine Untersuchung des Gesundheitszustands, eine Heilbehandlung oder einen ärztlichen Eingriff einwilligen, diese ablehnen oder die Einwilligung in diese Maßnahmen widerrufen, auch wenn mit der Vornahme, dem Unterlassen oder dem Abbruch dieser Maßnahmen die Gefahr besteht, dass ich sterbe oder einen schweren und länger dauernden gesundheitlichen Schaden erleide (§1904 Absatz 1 und 2 BGB). | Ja | Nein |

- Sie darf Krankenunterlagen einsehen und deren Herausgabe an Dritte bewilligen. Ich entbinde alle mich behandelnden Ärzte und nichtärztliches Personal gegenüber meiner bevollmächtigten Vertrauensperson von der Schweigepflicht. Diese darf ihrerseits alle mich behandelnden Ärzte und nichtärztliches Personal von der Schweigepflicht gegenüber Dritten entbinden. ☐ Ja ☐ Nein

- Solange es zu meinem Wohl erforderlich ist, darf sie über meine freiheitsentziehende Unterbringung (§1906 Absatz 1 BGB) ☐ Ja ☐ Nein

- über freiheitsentziehende Maßnahmen (z.B. Bettgitter, Medikamente u.ä.) in einem Heim oder in einer sonstigen Einrichtung (§1906 Absatz 4 BGB) ☐ Ja ☐ Nein

- über freiheitsentziehende Maßnahmen (z.B. Bettgitter, Medikamente u.ä.) in einem Heim oder in einer sonstigen Einrichtung (§1906 Absatz 4 BGB) ☐ Ja ☐ Nein

- über ärztliche Zwangsmaßnahmen (§1906a Absatz 1 BGB) ☐ Ja ☐ Nein

- über meine Verbringung zu einem stationären Aufenthalt in einem Krankenhaus, wenn eine ärztliche Zwangsmaßnahme in Betracht kommt (§1906a Absatz 4 BGB) ☐ Ja ☐ Nein

-

-

2. Aufenthalts- und Wohnungsangelegenheiten

- Sie darf meinen Aufenthalt bestimmen. | Ja | Nein |

- Sie darf Rechte und Pflichten aus dem Mietvertrag über meine Wohnung einschließlich einer Kündigung wahrnehmen sowie meinen Haushalt auflösen. | Ja | Nein |

- Sie darf einen neuen Wohnungsmietvertrag abschließen und kündigen. | Ja | Nein |

- Sie darf einen Vertrag nach dem Wohn- und Betreuungsvertragsgesetz (Vertrag über die Überlassung von Wohnraum mit Pflege- und Betreuungsleistungen; ehemals: Heimvertrag) abschließen und kündigen. | Ja | Nein |

- _____

- _____

3. Behörden

- Sie darf mich bei Behörden, Versicherungen, Renten- und Sozialleistungsträgern vertreten. Dies umfasst auch die datenschutzrechtliche Einwilligung. | Ja | Nein |

- _____

4. Vermögenssorge

- Sie darf mein Vermögen verwalten und hierbei alle Rechtshandlungen und Rechtsgeschäfte im In- und Ausland vornehmen, Erklärungen aller Art abgeben und entgegennehmen sowie Anträge stellen, abändern, zurücknehmen, namentlich, $\quad$ Ja $\quad$ Nein

  über Vermögensgegenstände jeder Art verfügen (bitte beachten Sie hierzu auch den nachfolgenden Hinweis 1) $\quad$ Ja $\quad$ Nein

- Zahlungen und Wertgegenstände annehmen $\quad$ Ja $\quad$ Nein

- Verbindlichkeiten eingehen (bitte beachten Sie hierzu auch den nachfolgenden Hinweis 1) $\quad$ Ja $\quad$ Nein

- Willenserklärungen bezüglich meiner Konten, Depots und Safes abgeben. Sie darf mich im Geschäftsverkehr mit Kreditinstituten vertreten (bitte beachten Sie hierzu auch den nachfolgenden Hinweis 2) $\quad$ Ja $\quad$ Nein

- _____

- Folgende Geschäfte soll sie nicht wahrnehmen können:

- _____

- _____

Hinweise:

1. Denken Sie an die erforderliche Form der Vollmacht bei Immobiliengeschäften, für Handelsgewerbe oder die Aufnahme eines Verbraucherdarlehens (weitergehende Hinweise finden Sie in diesem Buch).

2. Für die Vermögenssorge in Bankangelegenheiten sollten Sie auf die von Ihrer Bank/Sparkasse angebotene Konto-/Depotvollmacht zurückgreifen. Diese Vollmacht berechtigt den Bevollmächtigten zur Vornahme aller Geschäfte, die mit der Konto- und Depotführung in unmittelbarem Zusammenhang stehen. Es werden ihm keine Befugnisse eingeräumt, die für den normalen Geschäftsverkehr unnötig sind, wie z.B. der Abschluss von Finanztermingeschäften. Die Konto-/Depotvollmacht sollten Sie grundsätzlich in Ihrer Bank oder Sparkasse unterzeichnen; etwaige spätere Zweifel an der Wirksamkeit der Vollmachtserteilung können hierdurch ausgeräumt werden. Können Sie Ihre Bank/Sparkasse nicht aufsuchen, wird sich im Gespräch mit Ihrer Bank/Sparkasse sicher eine Lösung finden.

5. Post- und Fernmeldeverkehr

- Sie darf im Rahmen der Ausübung dieser Vollmacht die für mich bestimmte Post entgegennehmen, öffnen und lesen. Dies gilt auch für den elektronischen Postverkehr. Zudem darf sie über den Fernmeldeverkehr einschließlich aller elektronischen Kommunikationsformen entscheiden. Sie darf alle hiermit zusammenhängenden Willenserklärungen (z.B. Vertragsabschlüsse, Kündigungen) abgeben. | Ja | Nein |

6. Vertretung vor Gericht

- Sie darf mich gegenüber Gerichten vertreten | Ja | Nein | sowie Prozesshandlungen aller Art vornehmen.

7. Untervollmacht

- Sie darf Untervollmacht erteilen.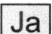

8. Betreuungsverfügung

- Vollmacht eine gesetzliche Vertretung („rechtliche Betreuung") erforderlich sein sollte, bitte ich, die oben bezeichnete Vertrauensperson als Betreuer zu bestellen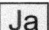

9. Geltung über den Tod hinaus.

- Die Vollmacht gilt über den Tod hinaus. Ja Nein

10. Weitere Regelungen

- _____

- _____

- _____

- _____

_____

Ort, Datum   Unterschrift der Vollmachtnehmerin/des Vollmachtnehmers

_____

Ort, Datum   Unterschrift der Vollmachtgeberin/des Vollmachtgebers

Allgemeines zur Betreuungsverfügung

Wirkung der Vorsorgevollmacht

Die Betreuungsverfügung ist im deutschen Rechtsverkehr eine Möglichkeit Ihre persönliche und selbstbestimmte Vorsorge für den Fall, dass Sie selbst nicht mehr in der Lage sind, Ihre eigenen Angelegenheiten zu erledigen. Der Vorteil ist, dass sie nur dann Wirkungen entfaltet, wenn es tatsächlich erforderlich wird (§1896 BGB).

Das Betreuungsgericht hat bei der Auswahl eines Betreuers die in der Betreuungsverfügung getätigten Vorschläge im Rahmen des § 1897 Abs. 4 BGB zu berücksichtigen. Dazu ist es erforderlich, dass im Falle einer Betreuungsbedürftigkeit die Betreuungsverfügung dem Gericht bekannt wird. Hierzu gibt es in § 1901c BGB eine Pflicht jedermanns, eine solche Verfügung beim Bekanntwerden eines gerichtlichen Betreuungsverfahrens beim Betreuungsgericht abzuliefern. In einigen Bundesländern ist darüber hinaus auch schon zuvor die Hinterlegung einer Betreuungsverfügung beim Gericht möglich (zurzeit in Bayern,

Hessen, Sachsen, Sachsen-Anhalt und Thüringen). Im Rahmen der Registrierung von Vorsorgevollmachten im Rahmen des Zentralen Vorsorgeregisters der Bundesnotarkammer können dort auch Angaben zur Betreuungsverfügung hinterlegt werden.

Unterschied zur Vorsorgevollmacht

Bei anderen Vorsorgemöglichkeiten (Vorsorgevollmacht, Patientenverfügung) ist man auf das Vertrauen gegenüber dem Bevollmächtigten bzw. den Ärzten angewiesen, denn der Betroffene selbst ist im Zweifel nicht mehr in der Lage, die eigenen Vorgaben zu kontrollieren. Außerdem lässt es sich bei diesen Vorsorgemöglichkeiten nicht sicherstellen, die Handlungsvollmacht für einen Dritten nur wirksam werden zu lassen, wenn es erforderlich ist. Andererseits gilt sie bereits unmittelbar im Falle, dass die Handlungsunfähigkeit eintritt und muss nicht noch von einem Gericht bestätigt werden. Die Betreuungsverfügung entfaltet erst dann Wirkung, wenn das Gericht es entsprechend der gesundheitlichen Situation des Verfügenden für erforderlich hält, dass die Handlungsbefugnis dem vom Verfügenden Vorgeschlagenen übertragen wird und diese Befugnis dann unter gerichtlicher Kontrolle steht. Der Vorgeschlagene wird dann vom Gericht zum Betreuer ernannt. Das heißt, das Betreuungsgericht wacht über die Einhaltung der Verfügung und z. B. über jeden Ein- und Ausgang auf den Konten des Verfügenden. Anders als bei einer Vorsorgevollmacht ist es bei einer Betreuungsverfügung nicht nötig, dass bei ihrer Abfassung Geschäftsfähigkeit (§ 104 BGB) gegeben ist. Die in der Betreuungsverfügung geäußerten Wünsche sind für das Gericht grundsätzlich auch dann zu beachten, wenn sie von einem Geschäftsunfähigen geäußert wurden.

Erforderlichkeit

Bei jedem kann jederzeit der Fall eintreten, der eine Betreuungsverfügung sinnvoll macht. Nach einem Unfall, einem (Hirn-)Infarkt, bei Demenz, psychischer Erkrankung etc. kann schnell die Situation eintreten, dass der Betroffene selbst nicht mehr handlungsfähig ist und ein anderer für ihn handeln muss.

Das für den Betroffenen örtlich zuständige Amtsgericht als Betreuungsgericht wird in diesem Fall erforderlichenfalls einen Betreuer bestellen. Im Jahr 2015 wurden nach Auskunft des Bundesjustizamts 37% der bedürftigen Personen durch berufliche Betreuer betreut. Auf dieses Verfahren kann man im Vorfeld Einfluss nehmen.

Inhalt einer Betreuungsverfügung

Mittels der Betreuungsverfügung kann man bestimmen

- wer zum Betreuer bestellt werden soll und wer nicht (§ 1897 Abs. 4 BGB),

- wo der Wohnsitz des Betreuten sein soll (§ 1901 Abs. 3 BGB),

- was inhaltlich auch Bestandteil einer Patientenverfügung sein könnte

- in eingeschränktem Maße auch Umgang mit Finanzen, Geschenke an Kinder usw. Hier ist der Betreuer aber durch restriktive Maßnahmen der Vermögensverwaltung gesetzlich eingeschränkt (§ 1804, §§ 1806 ff. BGB).

Nicht jeder möchte im Alter in einem Altenheim gepflegt werden, wo er medizinisch und pflegerisch gut versorgt ist, sondern lieber in der eigenen Wohnung bleiben, wo er vielleicht Einbußen in der medizinischen Versorgung und Pflege hinnehmen muss. Das, was von vielen unter Lebensqualität verstanden wird, kann mit einem mehr oder weniger hohen Risiko verbunden sein. Bei Menschen, mit denen eine Verständigung über diese Fragen nicht mehr möglich ist, setzt die Betreuungsverfügung an.

Die Betreuungsverfügung baut in erster Linie nicht auf Vertrauen. Ihr Inhalt dient vielmehr zu gegebener Zeit dem Gericht zur Kontrolle. Das Gericht überwacht z. B. Zahlungsvorgänge auf dem Konto des Betroffenen und kontrolliert auch die Einhaltung der Vorgaben der Betreuungsverfügung.

Form der Betreuungsverfügung

Diese sollte nach Überlegung der eigenen Wünsche, Möglichkeiten und Vorstellungen, seien sie kultureller, wissenschaftlicher oder religiöser Natur, möglichst handschriftlich verfasst werden. Gesetzlich vorgeschrieben ist dies freilich nicht.

Sinnvoll ist es auch, die Betreuungsverfügung regelmäßig zu aktualisieren, um sie damit der Wandlung eigener persönlicher Vorstellungen anzupassen. Eine regelmäßige, etwa einmal jährliche Ergänzung der Betreuungsverfügung mit dem Satz "Ich will an der vorstehenden Verfügung festhalten" sowie Datum und Unterschrift erleichtern dem Gericht die Beurteilung der Frage, ob die Betreuungsverfügung den aktuellen Willen des Betroffenen wiedergibt.

Zum Abfassen einer Betreuungsverfügung kann als Vorlage jeder Entwurf einer Vorsorgevollmacht verwendet werden. Diese sollte in Betreuungsverfügung umbenannt werden.

Fachkundige raten von vorformulierten Vordrucken ab, die man nur noch ankreuzen und/oder unterschreiben muss. Sie halten sorgfältige Überlegungen, Einholung umfassenden Rates und Aufklärung und eigene Formulierungen für erforderlich, um den eigenen Willen wirksam niederzulegen.

Beratung und Beglaubigung

Die Einholung von Rat und Aufklärung bei Dritten, beispielsweise Notaren oder Rechtsanwälten, kann sich empfehlen. Betreuungsvereine sind ebenfalls zur Beratung bei der Abfassung von Vorsorgevollmachten und Betreuungsverfügungen verpflichtet. Oft beraten auch Krankenhaus- und Altenheimsozialdienste in Bezug auf Betreuungsverfügungen. Unterschriften unter diese Dokumente können seit dem 1. Juli 2005 auch von der örtlichen Betreuungsbehörde beglaubigt werden.

Hinterlegung der Betreuungsverfügung

Das Betreuungsgericht muss die Betreuungsverfügung berücksichtigen. Das kann es aber nur, wenn die Betreuungsverfügung auffindbar ist. Hinterlegt werden sollte dieses Dokument also am besten da, wo es auch gefunden werden kann. Denkbar ist die Aufbewahrung zum Beispiel zu Hause in einem Notfallordner. Zusätzlich kann die Betreuungsverfügung beim zentralen Vorsorgeregister der Bundesnotarkammer registriert werden. Der Nachteil hier: Die Dokumente sind hier zwar registriert, können aber nicht eingesehen werden. Das Vorsorgeregister notiert, dass eine Betreuungsverfügung erstellt wurde, aber nicht, was darinsteht. Die Registrierung beim Vorsorgeregister ist gegen eine Gebühr möglich. Eine weitere Möglichkeit die Betreuungsverfügung aufzubewahren ist die Online-Hinterlegung. Zahlreiche Dienstleister bieten diesen Service an.

Widerruf, Kündigung und Entlassung des Betreuers

Eine Betreuungsverfügung kann wie eine Vorsorgevollmacht jederzeit ohne Einhaltung einer Form widerrufen oder geändert werden. Gemäß § 1908d BGB ist ein Widerruf der Betreuung allerdings nicht möglich, wenn die Betreuung „von Amts wegen" notwendig ist. Sollte der Betreuungsfall bereits eingetreten sein, kann die Betreuungsverfügung trotz Geschäftsunfähigkeit widerrufen werden – dann bestimmt das Betreuungsgericht einen anderen Betreuer. Nach § 1908b BGB kann das Betreuungsgericht den Betreuer außerdem entlassen, wenn es Zweifel an dessen Eignung gibt, „ein anderer wichtiger Grund für die Entlassung" besteht oder der Betreute eine andere geeignete Person findet, die zur Betreuung bereit ist.

Betreuungsverfügung

Für den Fall, dass ich

Name: _____

geboren am: _____

geboren in: _____

wohnhaft in: _____

einer Betreuung bedarf, wünsche ich, dass das zuständige Amtsgericht

(Betreuungsgericht) folgende Person zu meinem Betreuer bestellt:

Name: _____

geboren am: _____

wohnhaft in: _____

Telefonnummer: _____

E-Mail-Adresse: _____

Falls diese Person nicht zum Betreuer bestellt werden kann, wünsche ich ersatzweise, dass folgende Person zu meinem Betreuer bestellt wird:

Name: _____

geboren am: _____

wohnhaft in: _____

Telefonnummer: _____

E-Mail-Adresse: _____

Wichtig: Auf keinem Fall wünsche ich, dass folgende Personen zu meinem Betreuer bestellt werden:

Name: _____

geboren am: _____

wohnhaft in: _____

Telefonnummer: _____

E-Mail-Adresse: _____

Zur Wahrnehmung meine Angelegenheiten durch den bestellten gesetz-

lichen Betreuer habe ich folgende Wünsche:

   1. Wohnung:

_____

_____

   2. Betreuung:

_____

_____

   3. Gesundheitsfürsorge und Pflege:

_____

_____

   4. Vermögensverwaltung:

_____

_____

5. Digitales Vermögen und Daten:

_____

_____

_____

6. Altersheim / Pflegeeinrichtung:

_____

_____

_____

Meine Einstellung zu Krankheit und Sterben und die daraus resultieren-
den Hinweise, wie ich bei schwerer Krankheit und während des Sterbe-
prozesses behandelt werden möchte, habe ich in einer Patientenverfügung niedergelegt. Diese habe ich dieser Verfügung beigefügt. Mein Betreuer hat diese zu beachten.

Sollte die Situation eintreten, dass ich in ein Pflegeheim/Altersheim
muss, dann möchte ich keinesfalls in folgendem Heim untergebracht
werden:

Name: _____

Anschrift: _____

wohnhaft in: _____

Ich weiß, dass diese Verfügung jederzeit widerruflich ist.

Ort, Datum: _____

Unterschrift: _____

Patientenverfügung

Allgemeines

Eine Patientenverfügung ist eine Willenserklärung einer Person für den Fall, dass sie ihren Willen nicht gegenüber Ärzten, Pflegekräften oder Einrichtungsträgern erklären kann. Sie bezieht sich auf medizinische Maßnahmen wie ärztliche Heileingriffe und steht oft im Zusammenhang mit der Verweigerung lebensverlängernder Maßnahmen.

Die Rechtsnormen der Patientenverfügung wurde in Deutschland erstmals durch das Dritte Gesetz zur Änderung des Betreuungsrechts gesetzlich geregelt. Das Gesetz verankerte die Patientenverfügung im Bürgerlichen Gesetzbuch (BGB). Es trat nach intensiver gesellschaftlicher und parlamentarischer Diskussion am 1. September 2009 in Kraft. Ziel des 3. Betreuungsrechtsänderungsgesetzes war es, durch eine gesetzliche Regelung für alle Beteiligten mehr Rechtssicherheit im Hinblick auf die Ablehnung lebensverlängernder oder -erhaltender Maßnahmen im Vorfeld des Sterbens (Behandlungsverzicht) zu schaffen.

Die Patientenverfügung stellt im Betreuungsrecht gesetzesphiloso-phisch eine Ausnahme dar, da sie im Gegensatz zu allen anderen dor-tigen Regelungen (abgesehen von der Sterilisation) den Willen über das Wohl stellt.

Gesetzliche Hintergründe

§ 1901a Abs. 1 Satz 1 BGB enthält eine Legaldefinition der Patienten-verfügung: „Hat ein einwilligungsfähiger Volljähriger für den Fall seiner Einwilligungsunfähigkeit schriftlich festgelegt, ob er in bestimmte, zum Zeitpunkt der Festlegung noch nicht unmittelbar bevorstehende Unter-suchungen seines Gesundheitszustands, Heilbehandlungen oder ärzt-liche Eingriffe einwilligt oder sie untersagt (Patientenverfügung), [...]"

Nach der geltenden Rechtslage muss die Patientenverfügung in Schriftform verfasst sein. Mündlich erklärte Patientenverfügungen sind nicht automatisch ungültig. Nach § 1901b Abs. 2 BGB „soll nahen An-gehörigen und sonstigen Vertrauenspersonen des Betreuten

Gelegenheit zur Äußerung gegeben werden, sofern dies ohne erhebliche Verzögerung möglich ist." Kann der Verfasser der Patientenverfügung keine nachvollziehbare Unterschrift mehr leisten, muss ein Notar das Handzeichen beglaubigen (§ 126 BGB). Wer gar nicht schreiben kann, ist auf eine notarielle Beurkundung angewiesen (§ 129 BGB, § 25 Beurkundungsgesetz).

Als Patientenverfügung gilt allerdings nur eine Regelung, die für einen Fall getroffen wurde, der noch nicht unmittelbar bevorstand. Was für eine konkrete in nächster Zeit bevorstehende Handlung gilt, ist davon nicht erfasst. Daher könnten beispielsweise vor einer bestimmten Operation Festlegungen auch mündlich getroffen werden.

Wenn jemand eine Patientenverfügung erstellt, muss er nach deutschem Recht sowohl einwilligungsfähig als auch volljährig sein.

Die Fähigkeit, eine Einwilligung (insbesondere zu einem ärztlichen Heileingriff) zu erteilen, misst sich an der jeweiligen Einsichts- und Steuerungsfähigkeit der Person.

Für die Einwilligungsfähigkeit ist der Maßstab in zweifacher Hinsicht konkret: Erstens ist darauf abzustellen, wie hoch die intellektuellen Fähigkeiten der jeweiligen Person sind (nicht nur die durchschnittlichen Fähigkeiten einer Person dieses Alters oder Zustandes). Zweitens kommt es darauf an, wie schwierig zu erfassen die jeweilige Situation ist, also insbesondere, wie komplex und möglicherweise folgenreich der konkrete Eingriff (etwa eine Operation) ist, um den es sich handelt.

Die Patientenverfügung gilt nach der oben zitierten Legaldefinition lediglich für die Zeit, in der der Patient nicht zu einer Einwilligung fähig ist. Zu einer Einwilligungsunfähigkeit kann es beispielsweise kommen, wenn der Patient im Koma liegt, das Hirn des Patienten geschädigt ist und/oder er aufgrund einer Demenz geistig beeinträchtigt ist.

Eine Patientenverfügung ist nur dann anzuwenden, wenn der Patient nicht entscheidungs- oder einwilligungsfähig ist. Vor allem in Fällen fortschreitender Demenz kann eine eindeutige Klärung der Anwendbarkeit schwierig sein: Ist der Patient noch einwilligungsfähig, so hat er selbst über die Einleitung oder Unterlassung ärztlicher Maßnahmen zu entscheiden. Er muss über den entsprechenden Sachverhalt, über den er entscheiden soll, aufgeklärt sein und ihn verstehen. Erst wenn sich zeigt, dass der Patient die Situation nicht mehr versteht, kommt seine Patientenverfügung zum Zuge. Die Einwilligungs- und Entscheidungsfähigkeit ist im Zweifel mit Hilfe eines Gutachters zu klären. Stehen die aktuellen Lebensäußerungen des nicht einwilligungsfähigen dementen Patienten im Widerspruch zu den in der Patientenverfügung getroffenen Festlegungen, so kann es nach der Gesetzesbegründung ein Anhaltspunkt dafür sein, dass die vorliegende Behandlungssituation nicht mit den Regelungen der Patientenverfügung übereinstimmt. Dann stellt sich u. a. die Frage, ob die Patientenverfügung nicht angewendet wird, wenn nicht auch für diesen Fall hinreichend konkrete Festlegungen getroffen sind. In der Literatur ist umstritten, welche Willensäußerung vorrangig zu beachten ist und ob die Patientenverfügung damit als widerrufen gilt, ob eine Zurechnung aus anderen Gründen ausscheidet oder ob der Patient mit natürlichem Willen ein Veto einlegen kann.

Patientenverfügungen müssen die noch nicht eingetretenen medizinischen Situationen und ihre gewünschten Konsequenzen hinreichend konkret bezeichnen. Wendungen etwa wie „Wenn keine Aussicht auf Besserung im Sinne eines für mich erträglichen und umweltbezogenen Lebens besteht, möchte ich keine lebensverlängernden Maßnahmen …" sind deshalb, wenn auch nicht unbeachtlich, so doch in ihrer Bindungswirkung zweifelhaft. Zumindest müsste ausgeführt werden, was der/die Verfügende unter einem erträglichen und umweltbezogenen Leben versteht. Es empfiehlt sich, möglichst genau zu beschreiben, in welchen Situationen die Behandlungswünsche aus der Patientenverfügung greifen sollen, z. B. "sind meine Lebensfunktionen derart beeinträchtigt, dass ich aufgrund schwerer Gehirnschädigung meine Fähigkeit, Entscheidungen zu treffen, verloren habe" u. ä. Zudem sollte möglichst genau beschrieben oder angekreuzt werden, was dann nicht (mehr) getan werden sollte, z. B. keine künstliche Beatmung, keine Reanimation oder keine Antibiotika.

Mit Beschluss vom 6. Juli 2016 (Az. XII ZB 61/16) hat der Bundesgerichtshof entschieden, dass eine Patientenverfügung nur dann Bindungswirkung entfalte, wenn der Aussteller seinen Willen darin eindeutig zum Ausdruck bringe. Dies soll nach Ansicht der Richter aber voraussetzen, dass konkret festgelegt wird, was der Betroffene in einer bestimmten Behandlungs- und Lebenssituation will und was nicht. Nur allgemein gehaltene Anweisungen sollen demnach regelmäßig nicht ausreichend sein. In der Praxis dürfte dies dazu führen, dass eine Vielzahl von Patientenverfügungen unwirksam sind und neu gestaltet werden müssen.

Mit Beschluss vom 14. November 2018 (Az. XII ZB 107/18) hat der Bundesgerichtshof seinen Beschluss vom 6. Juli 2016 präzisiert. Die Anforderungen an die Bestimmtheit einer Patientenverfügung dürfen für Patienten nicht zu hoch sein. Demnach muss eine gültige

Patientenverfügung nicht zwingend konkrete ärztliche Maßnahmen beschreiben. Im Einzelfall kann sich die erforderliche Eindeutigkeit der Patientenverfügung auch durch die Bezugnahme auf ausreichend spezifizierte Krankheiten oder Behandlungssituationen ergeben.[10] So stärkt der Bundesgerichtshof das Recht auf Selbstbestimmung für Patienten. Bei Unklarheiten können außerdem Zeugenaussagen zurate gezogen werden.

Widerruf

„Eine Patientenverfügung kann jederzeit formlos widerrufen werden." § 1901a Abs. 1 Satz 3 BGB).

Im Gegensatz zur Verfügung selbst ist nach deutschem Recht für den Widerruf keine Schriftform nötig. Der Widerruf kann also auch mündlich oder ohne Worte durch entsprechendes Verhalten erfolgen. Es muss nur klar erkennbar werden, dass sich der Wunsch des Patienten geändert hat. Umstritten ist, ob für den Widerruf der „natürliche" Wille des Betroffenen ausreicht oder ob − ebenso wie für das Verfassen der

Patientenverfügung – Einwilligungsfähigkeit erforderlich ist. Diese Frage stellt sich insbesondere bei den Äußerungen eines bereits an Demenz erkrankten Patienten, der sich im Zustand der Krankheit anders äußert, als er es im Rahmen seiner Patientenverfügung festgelegt hat. In der Beratungs- und Abfassungspraxis sollte demnach darauf hingewirkt werden, dass in der Patientenverfügung auch Aussagen zur Beachtlichkeit oder Unbeachtlichkeit des natürlichen Willens in hinreichend konkretisierten Situationen getroffen werden.

Patientenverfügung v.s. Vorsorgevollmacht

Die Patientenverfügung ist von einer Vorsorgevollmacht oder einer Betreuungsverfügung zu unterscheiden.

In der Patientenverfügung bestimmt der (spätere) Patient, welche Handlungen durchgeführt oder unterlassen werden sollen. In der Patientenverfügung kann außerdem ein Betreuer / Bevollmächtigter benannt werden, der die in der Verfügung angegebenen Maßnahmen im

Kontakt mit den behandelnden Ärzten durchsetzen soll, und den Patientenwillen in Fällen, die nicht in der Verfügung genannt wurden, vertritt.

Mit einer Vorsorgevollmacht wird ein Bevollmächtigter ermächtigt, den (späteren) Patienten (Vollmachtgeber) in bestimmten Angelegenheiten zu vertreten. Dies muss sich nicht auf die Handlungen beschränken, die in einer Patientenverfügung benannt werden können. Der durch die Vorsorgevollmacht Bevollmächtigte ist kein gesetzlicher Betreuer. Die Bevollmächtigung kann die Bestellung eines Betreuers überflüssig machen.

Für den Fall, dass eine Betreuung (dennoch) notwendig werden sollte, kann man in einer Betreuungsverfügung eine Person vorschlagen, die zum Betreuer bestellt werden soll und/oder Personen nennen, die nicht Betreuer werden sollen. Das Betreuungsgericht hat diesem Vorschlag zu entsprechen, wenn es dem Wohl des Patienten nicht zuwiderläuft.

Für die vom Betreuer oder vom Bevollmächtigten zu treffenden Entscheidungen im medizinischen Bereich ist die Patientenverfügung maßgeblich. Der Wortlaut der Absätze 1 bis 3 des § 1901a BGB ist darauf bezogen, dass ein Betreuer für den Patienten verantwortlich sei. Im Absatz 6 wird jedoch klargestellt, dass diese Normen auch sinngemäß gelten, wenn ein Bevollmächtigter aufgrund einer Vorsorgevollmacht zuständig ist:

„Die Absätze 1 bis 3 gelten für Bevollmächtigte entsprechend." – § 1901a Abs. 6 BGB)

Schließlich ist eine Patientenverfügung von einem Behandlungswunsch zu unterscheiden, der ebenfalls eine vorsorgliche Willensbekundung über Art, Umfang und Dauer sowie die Umstände einer Behandlung darstellt, aber nicht die Voraussetzungen einer Patientenverfügung erfüllt (§ 1901a Abs. 2, § 1901 Abs. 3 BGB).

Die Frage der Verbindlichkeit einer Patientenverfügung stellt sich dann, wenn der Patient nicht einwilligungsfähig ist, denn jede medizinische Behandlung bedarf der Einwilligung des Patienten. Kann der Patient nicht selbst einwilligen oder seinen Willen nicht selbst äußern, wird der Patient durch einen Betreuer oder einen Bevollmächtigten vertreten.

Seit 2009 (siehe unten) ist die Patientenverfügung und insbesondere die Verbindlichkeit der Patientenverfügung nach deutschem Recht gesetzlich geregelt.

Für den Betreuer oder den Bevollmächtigten ist die Patientenverfügung nach § 1901a Abs. 1 Satz 2 BGB unmittelbar verbindlich. Die Verbindlichkeit gilt unabhängig von der Art oder dem Stadium der Erkrankung des Betreuten. Betreuer oder Bevollmächtigter müssen dem in der Patientenverfügung geäußerten Willen Ausdruck und Geltung verschaffen, wenn die Festlegungen in der Patientenverfügung auf die aktuelle Lebens- und Behandlungssituation zutreffen. Ob dies der Fall ist, haben sie zu prüfen. Deshalb ist es wichtig, eine

Patientenverfügung mit einer Vorsorgevollmacht zu kombinieren. Ein in einer Patientenverfügung zum Ausdruck kommender Wille ist bindend, wenn

- die Urteilsfähigkeit beim Erstellen der Patientenverfügung nicht anzweifelbar ist.

- der Verfasser Festlegungen gerade für diejenige Lebens- und Behandlungssituation getroffen hat, die nun zu entscheiden ist,

- der Wille nicht auf ein Verhalten gerichtet ist, das einem gesetzlichen Verbot unterliegt,

- der Wille in der Behandlungssituation noch aktuell erscheint und

- keine Anhaltspunkte dafür bestehen, dass die Patientenverfügung durch äußeren Druck oder aufgrund eines Irrtums zustande gekommen ist.

Enthält die Patientenverfügung eine Einwilligung in eine ärztliche Maßnahme, muss eine ärztliche Aufklärung nach § 630d Abs. 2 BGB und

§ 630e BGB erfolgt oder darauf verzichtet worden sein.[20] Soll eine bestimmte Behandlung untersagt werden, ist eine vorherige Aufklärung nicht nötig.

An den in der Patientenverfügung geäußerten Willen ist unter den genannten Voraussetzungen auch das Betreuungsgericht gebunden, wenn es nach § 1904 BGB dazu berufen ist, die Einwilligung, die Nichteinwilligung oder den Widerruf der Einwilligung des Betreuers bezüglich einer lebensgefährdenden oder dem Unterlassen einer lebenserhaltenden bzw. -verlängernden Maßnahme zu genehmigen. Die betreuungsgerichtliche Genehmigung erübrigt sich, falls zwischen Betreuer und behandelndem Arzt Einvernehmen darüber besteht, dass ein Eingriff oder dessen Unterlassung oder dessen Abbruch dem Willen des Betreuten entspricht (§ 1904 Abs. 4 BGB).

Der Patientenwille ist nach § 630d BGB auch für den Arzt maßgeblich. Liegt eine Patientenverfügung vor, hat der behandelnde Arzt zunächst zu prüfen, welche ärztlichen Maßnahmen in Hinblick auf den

Gesamtzustand und die Prognose des Patienten angezeigt sind. Sodann haben er und der Betreuer oder der Bevollmächtigte diese Maßnahmen unter Berücksichtigung des Patientenwillens zu erörtern.

Der Betreuer bzw. Bevollmächtigte hat auf der Grundlage dieses Gespräches zu entscheiden, ob mit diesen mit dem Arzt besprochenen Maßnahmen dem in der Patientenverfügung geäußerten Willen Geltung verschafft würde oder ob ein entgegenstehender Patientenwille eindeutig und sicher festgestellt werden kann. (§ 1901b Abs. 1 BGB). Dabei soll nahen Angehörigen und sonstigen Vertrauenspersonen des Betreuten Gelegenheit zur Äußerung gegeben werden, sofern dies ohne erhebliche Verzögerung möglich ist (§ 1901b Abs. 2 BGB). Ein Mitentscheidungsrecht haben sie indessen nicht. Ist die Patientenverfügung eindeutig, so bedarf es der ärztlichen Aufklärung jedoch nicht.

Die früher geltende Reichweitenbegrenzung, der zufolge dem Willen eines Patienten, auf lebenserhaltende Maßnahmen zu verzichten, nur gefolgt werden durfte, wenn der Tod nahe bevorsteht, ist entfallen.

Auch die medizinethisch besonders umstrittenen Konstellationen des sogenannten Wachkomas und der Demenzerkrankung, mit denen oftmals kein nahe bevorstehendes Lebensende verbunden ist, schränken die Geltung der Patientenverfügung nicht mehr ein. Damit ist rechtlich anerkannt, dass es auch außerhalb eines unmittelbar bevorstehenden Todes von der Gesellschaft anzuerkennende Gründe und Motive gibt, vom Leben zu lassen, und dass auf ein mögliches Weiterleben verzichtet werden kann, ohne dass jemand gegen seinen Willen von Dritten daran gehindert werden darf.

Ist eine lebenserhaltende Behandlung aus ärztlicher Sicht indiziert, entscheidet – wie bei jeder anderen Behandlung – der Patient mit seiner Einwilligung oder Nichteinwilligung darüber, ob die Behandlung vorgenommen werden darf. Die Missachtung des Patientenwillens kann als Körperverletzung strafbar sein. Ein Beispiel wäre Anlegen eines künstlichen Magenzugangs in Form einer PEG gegen den tatsächlichen oder mutmaßlichen Willen. Je nach Verschulden kommt statt vorsätzlicher auch fahrlässiger Körperverletzung in Frage.

Würde die Befolgung des Patientenwillen jedoch eine Tötung auf Verlangen (§ 216 StGB) darstellen, soll ein entsprechender Wille nach der Gesetzesbegründung unbeachtlich bleiben.

Ein Psychiatrisches Testament, mit dem jede psychiatrische Zwangsbehandlung abgelehnt wird, insbesondere die Unterbringung in einer geschlossenen Abteilung einer psychiatrischen Einrichtung und dortige ärztliche Zwangsmaßnahmen, ist nach einem Beschluss des Landgerichts Osnabrück vom 10. Januar 2020 im Fall einer Fremdgefährdung unwirksam.

Prüfung von Patientenverfügungen

Viele Patientenverfügungen genügen den medizinischen Ansprüchen nicht oder wurden rechtlich fehlerhaft erstellt. Im Ernstfall führt das dazu, dass der Patientenwille nicht erfüllt werden kann. Immer wieder werden Streitigkeiten zwischen Angehörigen und Ärzten auch vor Gericht ausgetragen. Zu den Anbietern nicht-kommerzieller Dienstleistungen im Bereich Patientenrechte gehört die gemeinnützige Deutsche Stiftung Patientenschutz. Sie bietet die kostenfreie Prüfung von Patientenverfügungen an.

Liegt keine wirksame Patientenverfügung vor, wenn der Patient seinen Willen nicht äußern kann, so heißt dies jedoch nicht, dass dann der Wille des Patienten außer Acht bleiben dürfte. Der behandelnde Arzt resp. der Betreuer ist gehalten, den mutmaßlichen Willen des Patienten zu ergründen. Dies kann z. B. durch Befragung der Angehörigen geschehen.

„Liegt keine Patientenverfügung vor oder treffen die Festlegungen einer Patientenverfügung nicht auf die aktuelle Lebens- und Behandlungssituation zu, hat der Betreuer die Behandlungswünsche oder den mutmaßlichen Willen des Betreuten festzustellen und auf dieser Grundlage zu entscheiden, ob er in eine ärztliche Maßnahme nach

Absatz 1 einwilligt oder sie untersagt. Der mutmaßliche Wille ist auf-

grund konkreter Anhaltspunkte zu ermitteln. Zu berücksichtigen sind

insbesondere frühere mündliche oder schriftliche Äußerungen, ethi-

sche oder religiöse Überzeugungen und sonstige persönliche Wertvor-

stellungen des Betreuten."– § 1901a Abs. 2 Satz 1 BGB).

Wenn eine der oben genannten Voraussetzungen der Definition einer

Patientenverfügung nicht vorliegt, so ist die Patientenverfügung nicht

direkt anwendbar und ein Betreuer hat die Entscheidung über die wei-

tere Behandlung zu treffen. Dies kann insbesondere dann nötig sein,

wenn eine Patientenverfügung sich nicht (eindeutig und bestimmt) auf

die gerade vorliegende Situation bezieht.

Bei dieser Entscheidung hat der Betreuer entweder den ausdrücklich

geäußerten oder den mutmaßlichen Willen des Patienten zu befolgen.

„Der mutmaßliche Wille ist aufgrund konkreter Anhaltspunkte zu ermit-

teln. Zu berücksichtigen sind insbesondere frühere mündliche oder

schriftliche Äußerungen, ethische oder religiöse Überzeugungen und sonstige persönliche Wertvorstellungen des Betreuten." – § 1901a Abs. 2 Satz 2 und 3 BGB).

Kann der Wille des Patienten nicht festgestellt werden, ist auf seinen mutmaßlichen Willen abzustellen. Der mutmaßliche Wille des Patienten ist individuell, also aus dessen Lebensentscheidungen, Wertvorstellungen und Überzeugungen zu ermitteln. Dies ist nun aus dem Gesetz zu entnehmen. Der Gesetzgeber folgte jedoch den Grundsätzen, die bereits zuvor für die mutmaßliche Einwilligung galten. Der Bundesgerichtshof hatte zudem bereits zuvor in einer Entscheidung in Bezug auf eine Patientenverfügung diese Grundsätze bekräftigt (BGH, XII ZB 2/03 Beschluss vom 17. März 2003). Insofern haben diese Sätze der gesetzlichen Regelung lediglich klarstellende Wirkung.

„Ist nichts über die Präferenzen des Patienten bekannt, dürfen Vertreter und Arzt davon ausgehen, dass der Patient den ärztlich indizierten Maßnahmen zustimmen würde."

Die Missachtung des Patientenwillens kann als Körperverletzung strafbar sein. Ein Beispiel wäre das Anlegen eines künstlichen Magenzugangs in Form einer PEG gegen den tatsächlichen oder mutmaßlichen Willen. Eine Klärung der Rechtslage durch die Änderung des Betreuungsrechts im Jahr 2009 wurde auch durch die vermeintliche Zunahme der Missachtung von Patientenwillen und Patientenverfügung durch ärztliches und pflegerisches Personal von den politischen Entscheidern als notwendig erachtet. Das Gesetz schreibt nicht vor, dass Patientenverfügungen zur Erstellung einer fachkundigen Beratung bedürfen. Somit werden immer wieder unterschiedliche Interpretationen des verfassten oder mutmaßlichen Willens von einwilligungsunfähigen Patienten von Ärzten, Pflegenden und Angehörigen erfolgen. Es kommt auch vor, dass Patientenverfügungen vorgelegt werden, die von Ärzten in der konkreten Situation als untauglich bewertet und daher nicht berücksichtigt werden. Viele Rechtsanwälte, Notare und Organisationen bieten ihre Hilfe bei der Erstellung einer rechtssicheren und konkreten Patientenverfügung an. Bereits im Jahr 2009 hat die gemeinnützige

Deutsche Stiftung Patientenschutz eine Schiedsstelle Patientenverfü-

gung eingerichtet. Diese hilft laut Angaben der Stiftung bei Auseinan-

dersetzungen und berät und vermittelt zwischen den Beteiligten. Jede

Patientenverfügung soll innerhalb von zwei Werktagen gebührenfrei

geprüft werden können.

Besondere Situation bei Notfällen

Bei einem Notfall kann meist nicht rechtzeitig geklärt werden, ob eine

rechtlich beachtliche Patientenverfügung vorliegt, bzw. ob die in einer

Patientenverfügung getroffenen Festlegungen für die aktuelle Situation

maßgeblich sind. In der gebotenen Eile einer Notfallsituation wird sich

zudem nur schwer feststellen lassen, ob eine vorliegende Verfügung

gültig ist und den zuletzt geäußerten Willen des Patienten richtig wie-

dergibt. Deswegen werden Wiederbelebungsmaßnahmen häufig auch

dann durchgeführt, wenn der Betroffene dem widersprochen hatte, da

die Verfügung dann meistens nicht vorliegt. Hat der Patient wiederbe-

lebenden Maßnahmen widersprochen, ist darauf zu achten, ob er dies

nur für den Fall seines Siechtums verboten hat oder ob er auch

Einwände gegen notärztliche Maßnahmen bei einem Unfall oder plötzlichen Anfall erhoben hat. Dann sollte der behandelnde Arzt in einer vorausschauenden Notfallplanung die Pflegenden darauf hinweisen. Hierzu könnte ein sogenannter Notfallbogen genutzt werden.

Sind entgegen dem in der Patientenverfügung erklärten Willen lebenserhaltende Notmaßnahmen getroffen worden, sind sie auf Wunsch des wieder entscheidungsfähigen Patienten oder im Falle seiner fortdauernden Entscheidungsunfähigkeit auf Betreiben des Betreuers oder Bevollmächtigten abzubrechen oder einzustellen. Einer Genehmigung des Betreuungsgerichts bedarf es nicht, „wenn zwischen Betreuer und behandelndem Arzt Einvernehmen darüber besteht, dass die Erteilung, die Nichterteilung oder der Widerruf der Einwilligung dem nach § 1901a festgestellten Willen des Betreuten entspricht." (§ 1904 Abs. 4 BGB)

Hinterlegung einer Patientenverfügung

Gemäß § 1901a Abs. 1 BGB hat der rechtliche Betreuer oder der Bevollmächtigte zu überprüfen, ob die Patientenverfügung auf die aktuelle Lebens- und Behandlungssituation zutrifft. Wenn dies der Fall ist, hat er der Patientenverfügung Geltung zu verschaffen. Die Patientenverfügung bedarf daher immer einer vom Bundesgerichtshof so bezeichneten Umsetzung durch einen vom Amtsgericht zu bestimmenden rechtlichen Betreuer oder durch einen vom Verfügenden im Voraus eingesetzten Bevollmächtigten. Allein der Arzt, ohne Mitwirkung eines Patientenvertreters, kann nach der gesetzlichen Regelung keine Behandlungsentscheidungen aufgrund der Patientenverfügung treffen.

Ist dem Bevollmächtigten oder rechtlichen Betreuer die Patientenverfügung ausgehändigt worden oder deren Verwahrungsort bekannt und zugänglich, ist eine zentrale Hinterlegung der Patientenverfügung entbehrlich. Eine im Rahmen einer Vorsorgevollmacht errichtete Patientenverfügung kann zusammen mit der Vollmacht beim Zentralen Vorsorgeregister der Bundesnotarkammer gegen eine Gebühr registriert werden. Deren Datenbank wird aufgrund § 1896 Abs. 2 Satz 2 BGB von Betreuungsrichtern abgefragt, bevor ein rechtlicher Betreuer bestellt wird. Eine solche Registrierung kann gegebenenfalls ein Betreuungsverfahren oder eine Entscheidung auf der Grundlage des mutmaßlichen Willens vermeiden.

Bei privaten Organisationen, die teilweise die Verwahrung von Patientenverfügungen gegen Entgelt anbieten, werden durch die Gerichte oder Krankenhäuser Auskünfte über Patientenverfügungen regelmäßig nicht eingeholt. Dafür erhält der Verfügende eine Hinweiskarte zum Mitführen, die über die getroffene Vorsorge informiert und die Kontaktdaten der Bevollmächtigten enthalten sollte. Zudem gibt es Internet-Anbieter, bei denen Dokumente (Patientenverfügung, Vorsorgevollmacht, Bestattungsanweisung usw.) digital hinterlegt und mit einem Hinweis auf Vertrauenspersonen und den Aufbewahrungsort.

Für den Betreuer oder den Bevollmächtigten ist die Patientenverfügung nach § 1901a BGB unmittelbar verbindlich. Die Verbindlichkeit gilt unabhängig von der Art oder dem Stadium der Erkrankung des Betreuten. Betreuer oder Bevollmächtigter müssen dem in der Patientenverfügung geäußerten Willen Ausdruck und Geltung verschaffen, wenn die Festlegungen in der Patientenverfügung auf die aktuelle Lebens- und Behandlungssituation zutreffen. Ob dies der Fall ist, haben sie zu prüfen. Deshalb ist es wichtig, eine Patientenverfügung mit einer Vorsorgevollmacht zu kombinieren. Ein in einer Patientenverfügung zum Ausdruck kommender Wille ist bindend, wenn

- der Verfasser Festlegungen gerade für diejenige Lebens- und Behandlungssituation getroffen hat, die nun zu entscheiden ist,

- der Wille nicht auf ein Verhalten gerichtet ist, das einem gesetzlichen Verbot unterliegt,

- der Wille in der Behandlungssituation noch aktuell ist und

▪ keine Anhaltspunkte dafür bestehen, dass die Patientenverfügung durch äußeren Druck oder aufgrund eines Irrtums zustande gekommen ist.

An den in der Patientenverfügung geäußerten Willen ist unter den genannten Voraussetzungen auch das Betreuungsgericht gebunden,
wenn es nach § 1904 BGB dazu berufen ist, die Einwilligung, die Nichteinwilligung oder den Widerruf der Einwilligung des Betreuers bezüglich einer lebensgefährdenden oder dem Unterlassen einer lebenserhaltenden bzw. -verlängernden Maßnahme zu genehmigen. Die betreuungsgerichtliche Genehmigung erübrigt sich, falls zwischen Betreuer und behandelndem Arzt Einvernehmen darüber besteht, dass
ein Eingriff oder dessen Unterlassung oder dessen Abbruch dem Willen des Betreuten entspricht (§ 1904 Abs. 4 BGB).

Der Patientenwille ist auch für den Arzt maßgeblich. Liegt eine Patientenverfügung vor, hat der behandelnde Arzt zunächst zu prüfen, welche ärztlichen Maßnahmen in Hinblick auf den Gesamtzustand und die

Prognose des Patienten angezeigt sind. Sodann haben er und der Betreuer oder der Bevollmächtigte diese Maßnahmen unter Berücksichtigung des Patientenwillens zu erörtern.

Der Betreuer bzw. Bevollmächtigte hat auf der Grundlage dieses Gespräches zu entscheiden, ob mit diesen, mit dem Arzt besprochenen Maßnahmen dem in der Patientenverfügung geäußerten Willen Geltung verschafft werden würde oder ob ein entgegenstehender Patientwille eindeutig und sicher festgestellt werden kann[49] (vgl. § 1901b Abs. 1 BGB). Dabei soll nahen Angehörigen und sonstigen Vertrauenspersonen des Betreuten Gelegenheit zur Äußerung gegeben werden, sofern dies ohne erhebliche Verzögerung möglich ist (§ 1901b Abs. 2 BGB). Ein Mitentscheidungsrecht haben sie indessen nicht. Ist die Patientenverfügung eindeutig, so bedarf es der ärztlichen Aufklärung jedoch nicht. Die früher geltende Reichweitenbegrenzung, der zufolge dem Willen eines Patienten, auf lebenserhaltende Maßnahmen zu verzichten, nur gefolgt werden durfte, wenn der Tod nahe bevorsteht, ist entfallen. Auch die medizinethisch besonders umstrittenen Konstellationen des sogenannten Wachkomas und der Demenzerkrankung, mit denen oftmals kein nahe bevorstehendes Lebensende verbunden ist, schränken die Geltung der Patientenverfügung nicht mehr ein. Damit ist rechtlich anerkannt, dass es auch außerhalb eines unmittelbar bevorstehenden Todes von der Gesellschaft anzuerkennende Gründe und Motive gibt, vom Leben zu lassen, und dass auf ein mögliches Weiterleben verzichtet werden kann, ohne dass jemand gegen seinen Willen von Dritten daran gehindert werden darf

Negativattest durch das Betreuungsgericht

Bei einer Patientenverfügung bedarf der Abbruch einer lebenserhaltenden Maßnahme dann nicht der betreuungsgerichtlichen Genehmigung nach § 1904 Abs. 2 BGB, wenn der Patient einen entsprechenden eigenen Willen bereits in einer wirksamen Patientenverfügung niedergelegt hat und diese auf die konkret eingetretene Lebens- und Behandlungssituation zutrifft. Wird das Gericht dennoch angerufen, weil eine der beteiligten Personen Zweifel an der Bindungswirkung einer

Patientenverfügung hat und kommt das Gericht zu dem Ergebnis, dass eine wirksame Patientenverfügung vorliegt, die auf die aktuelle Lebens- und Behandlungssituation zutrifft, hat es auszusprechen, dass eine gerichtliche Genehmigung nicht erforderlich ist (sog. Negativattest).

Patientenverfügung

Für den Fall, dass ich

Name: _____

geboren am: _____

wohnhaft in: _____

Telefonnummer: _____

Nicht mehr in der Lage bin, meinen Willen zu bilden oder zu äußern, bestimme ich Folgendes:

I.   Lebens-/Behandlungssituationen, für die die Verfügung gelten soll:

Diese Verfügung soll gelten,

☐ ☐ wenn ich mich aller Wahrscheinlichkeit nach unabwendbar
Ja Nein und unmittelbar im Sterbeprozess befinde.

☐ ☐ wenn ich mich im Endstadium einer unheilbaren, nach me-
Ja Nein dizinischen Erkenntnissen tödlich verlaufenden Krankheit
befinde, auch wenn der Todeszeitpunkt noch nicht absehbar ist.

☐ ☐ Wenn meine Fähigkeit Entscheidungen zu treffen, mit an-
Ja Nein deren Menschen in Kontakt zu treten und Einsichten zu
gewinnen aufgrund einer dauernden Bewusstlosigkeit o-
der eines Komas (z.B. aufgrund einer direkten oder indi-
rekten Hirnschädigung) nicht mehr vorhanden ist.
Mir ist bekannt und bewusst, dass medizinisch derzeit
nicht hinreichend erforscht ist, ob und inwieweit ich in einem solchen Zustand noch Empfindungen habe. Mir ist
auch bekannt und bewusst, dass ein Aufwachen aus diesem Zustand medizinisch nicht ausgeschlossen werden
kann, auch wenn dies nach medizinischen Erfahrungswer-
ten äußerst unwahrscheinlich ist.

☐ ☐ Wenn aufgrund einer Krankheit ein fortschreitender geisti-
Ja Nein ger Verfall diagnostiziert ist und ich mich in einem Stadium
befinde, in dem ich nicht mehr selbst auf natürliche Weise
Nahrung und Flüssigkeit aufnehmen kann. Umfasst sind
hierbei auch Formen der Demenzerkrankung wie z.B. Alz-
heimer-Krankheit.

**Weitere Lebens-/Behandlungssituationen, bei denen die Verfügung
gelten soll:**

- _____

- _____

II. Festlegung des Umfangs oder Beendigung von ärztlichen und pflegerischen Maßnahmen

In den unter Ziffer I genannten Situationen verlange ich im Hinblick auf pflegerische und medizinischen Maßnahmen Folgendes:

1. Medizinisches Vorgehen, einschließlich lebenserhaltender Maßnahmen

☐ ☐
Ja Nein
Ich möchte, dass für mich alles medizinisch Mögliche getan wird, um mich am Leben zu erhalten.

☐ ☐
Ja Nein
Solange noch die geringste Aussicht auf eine Verbesserung meines Zustandes besteht, wünsche ich den Einsatz aller Möglichkeiten der Schulmedizin. Ich möchte dies auch, wenn die Behandlung mit Schmerzen verbunden ist. Alternative Heilmethoden lehne ich ab.

☐ ☐
Ja Nein
Falls die Schulmedizin an ihre Grenzen stößt, möchte ich, dass eine Ergänzung meiner Behandlung durch alternative Heilmethoden durchgeführt wird

ODER

☐ ☐
Ja Nein
Alle lebenserhaltenden und lebensverlängernden Maßnahmen sollen unterbleiben oder eingestellt werden. Dies gilt insbesondere für Maßnahmen, die den Todeseintritt verzögern (künstliche Ernährung, Beatmung, Dialyse).

2. Weitere Bestimmungen für die unter Ziffer I beschriebenen Situationen

☐ ☐
Ja Nein
Es soll eine fachgerechte Schmerz- und Symptombehandlung erfolgen. Wenn alle sonstigen medizinischen Möglichkeiten versagen, können auch bewusstseinsdämpfende Mittel zur Beschwerdelinderung eingesetzt werden.

Die Möglichkeit einer ungewollten Verkürzung meiner Lebenszeit hierdurch nehme ich in Kauf.

☐ ☐
Ja Nein

Ich wünsche das Lindern von Atemnot, Angst, Unruhe und anderen belastenden Symptomen sowie fachgerechte Pflege von Mund und Schleimhäuten zur Vermeidung des Durstgefühls. Mir ist bekannt, dass die Verabreichung solcher hierzu gegebenenfalls nötiger Medikamente unter Umständen die mir verbleibende Lebenszeit verkürzen kann. Dies nehme ich aber in Kauf, wenn ich dafür „ruhig einschlafen" darf.

☐ ☐
Ja Nein

Mit der Verabreichung von Antibiotika bin ich zur Linderung meiner Beschwerden einverstanden, nicht aber zum Zwecke der Lebensverlängerung.

☐ ☐
Ja Nein

Es soll in den unter Ziffer I beschriebenen Situationen keine künstliche Ernährung unabhängig von der Art der künstlichen Ernährung, also z.B. durch eine Magensonde, durch Mund oder Nase, die Bauchdecke (sog. PEG) oder über die Venen erfolgen, eine bereits erfolgende künstliche Ernährung ist einzustellen.

☐ ☐
Ja Nein

Es soll keine künstliche Flüssigkeitszufuhr erfolgen. Ziel soll hierbei ein möglichst rasches Sterben sein.

☐ ☐
Ja Nein

In den unter Ziffer I geschilderten Situationen sollen keine Organe entnommen werden und keine anderen invasiven operativen Eingriffe durchgeführt werden. Die Möglichkeit er Organspende im Falle des sog. Hirntodes, entsprechend meiner nachstehenden Verfügungen unter Ziffer 5 hierzu, bleiben unberührt.

☐ ☐
Ja Nein

In den unter Ziffer I. geschilderten Situationen lehne ich eine Wiederbelebung ausdrücklich ab.

3. Beistand

☐ ☐ Wenn absehbar ist, dass es mit meinem Leben zu Ende
Ja Nein geht, wünsche ich mir (geistlichen) Beistand durch

Name: _____

Anschrift: _____

Telefon/Telefax: _____

Emailadresse: _____

4. Sterbeort

☐ ☐ Es ist mein Wunsch, in vertrauter Umgebung sterben zu
Ja Nein dürfen.

☐ ☐ Meine letzten Stunden möchte ich, wenn irgend möglich,
Ja Nein zu Hause verbringen. Ich möchte das auch, wenn dadurch
möglicherweise mein Tod schneller eintritt, weil die Behandlung abgebrochen werden muss.

☐ ☐ Ich möchte zum Sterben in ein Hospiz verlegt werden.
Ja Nein

5. Organspende

☐ ☐ Einer Organspende/Entnahme von Gewebe zum Zwecke
Ja Nein der Transplantation stimme ich zu.

☐ ☐ Ich habe einen Organspendeausweis. Gemäß den dorti-
Ja Nein gen Angaben bin ich mit einer Organ- bzw. Gewebeentnahme einverstanden.

☐ ☐ In einer eigenen Verfügung, die als Anlage dieser Patien-
Ja Nein tenverfügung beigelegt ist, habe ich aber bestimmt, dass
oder/und in welchem Umfang ich mit einer Organ- bzw.
Gewebeentnahme einverstanden bin.

6. Hinweise und Erläuterungen zu weiteren Voll-
machten und Verfügungen

☐ ☐ Ich habe zusätzlich zu dieser Patientenverfügung eine
Ja Nein Vorsorgevollmacht erteilt. Mit der darin bevollmächtigten
Person habe ich den Inhalt dieser Patientenverfügung be-
sprochen.

Name: _____

Anschrift: _____

Telefon/Telefax: _____

Emailadresse: _____

Die Vorsorgevollmacht befindet sich

_____

☐ ☐ Ich habe eine Betreuungsverfügung erstellt, und darin be-
Ja Nein nannt:

Name: _____

Anschrift: _____

Telefon/Telefax: _____

Emailadresse: _____

Die Betreuungsverfügung befindet sich

☐ ☐ In Situationen, in denen diese Patientenverfügung den be-
Ja Nein handelnden Ärzten nicht konkret genug erscheint und/o-
der die aktuelle Behandlungssituation nicht erfasst ist, ist
dieser Bevollmächtigte unverzüglich zu verständigen, um
mit seiner Hilfe meinen mutmaßlichen Willen zu ermitteln.
Die letzte Entscheidung über anzuwendende oder zu unterlassende Maßnahmen soll bei diesem Bevollmächtigten liegen.

☐ ☐ Meine Verfügung soll respektiert und keine Änderung un-
Ja Nein terstellt werden. Geben meine Gesten, Blicke oder Äußerungen hinreichend Anlass dazu, dass in der konkreten
Lebens- oder Maßnahmensituation eine Änderung meines
Willens, den ich in dieser Patientenverfügung niedergelegt
habe, vorliegt, dann ist zwischen den behandelnden Ärzten und dem Bevollmächtigten mein aktueller mutmaßli-
cher Wille zu ermitteln. Die letzte Entscheidung über anzuwendende oder zu unterlassende Maßnahmen soll bei
diesem Bevollmächtigten liegen.

7. Schlussgedanken und -erklärungen

Ich bin im Vollbesitz meiner geistigen Kräfte. Ich weiß auch, dass ich diese Patientenverfügung jederzeit abändern oder insgesamt widerrufen kann.

Ich bitte daher darum, meine Wünsche und Vorstellungen zu respektieren und entsprechend meinem Willen zu verfahren. Vergleichbare Krankheits- oder Behandlungssituationen sollen entsprechend beurteilt werden. Meine nachstehenden Wertvorstellungen sollen ebenfalls in jedem Fall beachtet und respektiert werden.

Die Durchsetzung und die Befolgung meines Willens entsprechend dieser Patientenverfügung stellt keine verbotene aktive Sterbehilfe dar.

Diese Patientenverfügung gilt so lange, bis ich sie wirksam widerrufe.

Soweit ich vorstehend bestimmt Behandlungen/Maßnahmen wünsche oder ablehne, verzichte ich vorsorglich auf eine (weitere) ärztliche Aufklärung.

Vor Abfassung der Patientenverfügung habe ich mich bezüglich des Inhalts von folgendem Arzt beraten lassen:

_____

_____

☐ ☐ Folgender (Haus-)Arzt soll bei der Entscheidung über ärzt-
Ja Nein liche oder pflegerische Maßnahmen (beratend) hinzuge-
zogen werden.

_____

_____

Meine Wertvorstellungen:

_____

_____

_____

_____

_____

_____

_____

_____

_____

_____

_____

Ort, Datum   _____

Unterschrift   _____

Entbindung von der ärztlichen Schweigepflicht

Allgemeines

Die ärztliche Schweigepflicht garantiert, dass ein Patient sich darauf

verlassen kann, dass die persönlichen Themen, die er seinem Arzt

anvertraut, nicht an Dritte weitergegeben werden. Sie gilt grundsätz-

lich über den Tod hinaus. Ausnahmen sind nur die Entbindung durch den Patienten selbst oder gesetzliche Vorschriften, die eine Entbindung erlauben oder sogar vorschreiben.

Patienten können ihren Arzt von seiner Schweigepflicht entbinden, dafür bedarf es nicht zwingend der Schriftform, eine mündliche Entbindung der Schweigepflicht reicht aus. Die Schweigepflicht gilt nicht nur für Hausärzte, sondern auch für Amts- oder Betriebsärzte: Die Patienten müssen vor der Herausgabe von Daten einwilligen. Ein Betriebsarzt darf ohne Einwilligung keine Untersuchungsergebnisse vom Mitarbeiter an den Chef weitergeben.

Vorsorge ist besser als Nachsorge – entlasten Sie Ihre Angehörigen und regeln Sie frühzeitig, wer im Fall von Krankheit oder Unfall über Ihren Gesundheits-zustand in Kenntnis gesetzt werden soll. Ein sicherer Weg ist, dies über eine Vorsorge-vollmacht zu tun. Mit der Vorsorge-vollmacht werden Ärzte von der Schweigepflicht entbunden.

Sie entscheiden dabei, wer unter welchen Umständen berechtigt ist, Auskünfte der Ärzte zu erhalten.

Die Schweigepflicht darf in bestimmten Situationen auch bei mutmaßlichem Einverständnis gebrochen werden. Fällt ein Patient in Ohnmacht, geht der behandelnde Arzt davon aus, dass es im Sinne des Patienten ist, dass die Angehörigen darüber in Kenntnis gesetzt werden. Auch bei einer nachträglichen Feststellung der Testierfähigkeit nach dem Tod eines Patienten kann von einem mutmaßlichen Einverständnis ausgegangen werden.

Damit Angehörige Auskunft erhalten

Es gibt Situationen, in denen es im Interesse des Patienten und seiner Angehörigen ist, dass Ärzte Auskunft geben. Weniger bei allgemeinen Krankheitsbildern, dafür fast immer im akuten Ernstfall, wenn der Betroffene nicht mehr in der Lage ist, seine eigenen Bedürfnisse zu äußern. Dann muss die Schweigepflicht ausdrücklich aufgehoben werden. Das sollte idealerweise rechtssicher und umfänglich im Rah-

men einer weitergehenden Patienten-verfügung und Vorsorge-voll-

macht geschehen. Weitergehende Informationen darüber, wann eine

Entbindung von der Schweigepflicht sinnvoll ist, erhalten Sie auch in

unserer Checkliste Kranken-hausaufenthalt.

Das muss die Entbindung von der Schweigepflicht enthalten

Möchten Sie Ihren Arzt von der Schweigepflicht im Ernstfall entbin-

den, dann können Sie das entweder im Rahmen einer umfänglichen

Vorsorge-lösung tun (etwa der Vorsorge-vollmacht), oder indem Sie

eine explizite Entbindung von der Schweigepflicht aufsetzen. Damit

sie rechtssicher ist, muss sie Ihren vollständigen Namen, Ihr Geburts-

datum und den Namen des von der Schweigepflicht entbundenen

Arztes im Dokument enthalten. Außerdem müssen Sie ausdrücklich

vermerken, wer Auskünfte von Ihrem behandelnden Arzt, bzw. Ihren

behandelnden Ärzten erhalten darf. Gegebenenfalls erwähnen Sie

den Zweck der Entbindung von der Schweigepflicht, falls die

Erklärung nur zweckgebunden gültig sein soll. Von entscheidender Bedeutung ist die eigenhändige Unterschrift: Unterschreiben Sie Ihre Einwilligung mit aktuellem Datum – so kann der Arzt sicher sein, dass die Schweigepflichtentbindung Ihrem aktuell gültigen Willen entspricht. Wenn Sie ganz sicher gehen wollen, sollten Sie das Schriftstück regelmäßig, am besten jährlich überprüfen und ggf. Änderungen oder Ergänzungen vornehmen und wiederum mit Angabe von Datum und Ort unterschreiben.

Entbindung von der ärztlichen Schweigepflicht

Hiermit entbinde ich

Name: _____

geboren am: _____

geboren in: _____

wohnhaft in: _____

alle mich behandelnden Ärzte und deren MitarbeiterInnen und Hilfsper-

sonen von der Schweigepflicht.

Auskunft über meinen gesundheitlichen Zustand und Einsicht in meine

Krankenakten sollen nachfolgend aufgeführte Personen erhalten. Diese

Personen haben auch die Befugnis, Informationen für Dritte anzufor-

dern. Insoweit sollen diese aufgeführten Personen die Ärzte auch ge-

genüber Dritten von der Schweigepflicht entbinden können.

Personen, die oben genannte Auskünfte erhalten sollen:

Name: _____

Anschrift: _____

geboren am: _____

wohnhaft in: _____

Telefonnummer: _____

Name: _____

Anschrift: _____

geboren am: _____

wohnhaft in: _____

Telefonnummer: _____

Ort, Datum _____

Unterschrift _____

Organspende

Allgemeines

In Deutschland ist neben einer postmortalen Organspende auch eine

Lebendorganspende möglich. Bei einer Lebendorganspende wird ein

Organ oder ein Organteil von einem lebenden Menschen auf eine Patientin oder einen Patienten übertragen.

Für eine Lebendorganspende müssen die spendende Person und die empfangende Person strenge Voraussetzungen erfüllen. Diese dienen dazu, die medizinischen Risiken der Transplantation so gering wie möglich zu halten. Zudem unterbinden sie auch jegliche Form des Organhandels. Vor der Organentnahme wird in psychologischen Einzelgesprächen die Freiwilligkeit der Lebendorganspende sichergestellt.

Zulässigkeit einer Organentnahme

In Deutschland wird die Organ- und Gewebespende über die Entscheidungslösung geregelt. Sie ist eine Abwandlung der Zustimmungslösung. Das heißt: Die Entnahme von Organen und Geweben nach dem Tod ist nur zulässig, wenn dem die verstorbene Person zu Lebzeiten oder stellvertretend die Angehörigen zugestimmt haben.

Innerhalb der Entscheidungslösung soll die Entscheidungsfindung der Menschen unterstützt und begleitet werden.

Wer kann spenden?

Ob der Spender 80 Jahre oder 25 Jahre alt war, ist zunächst unerheblich. Ein Erwachsener kann auch einem Kind ein Organ spenden und umgekehrt. Das Organ muss gesund sein. Liegt eine Krebserkrankung, HIV, eine aktive Tuberkulose oder eine schwere Blutvergiftung vor, ist eine Organspende nicht möglich.

Ablauf der Organspende

Die Organentnahme findet mit der gleichen Sorgfalt statt wie eine Operation am lebenden Menschen. Anschließend wird der Leichnam den Angehörigen zur Bestattung übergeben.

Bei medizinischen Untersuchungen wird untersucht, ob die gespendeten Organe für eine Transplantation geeignet sind. Außerdem werden wichtige Merkmale wie die Blutgruppe und Gewebemerkmale erhoben, um geeignete Empfängerinnen und Empfänger zu ermitteln. Damit die gespendeten Organe transplantiert werden können, müssen sie umgehend nach der Entnahme zur Empfängerin oder zum Empfänger transportiert werden. Die Empfängerinnen und Empfänger wurden zeitgleich schon auf die Transplantation vorbereitet.

Einverständniserklärung / Spenderausweis

Die Aufklärung über die Möglichkeiten der Organ- und Gewebespende soll die gesamte Tragweite der Entscheidung abbilden und muss ergebnisoffen sein. Um das zu gewährleisten, erhalten alle bei einer deutschen Krankenversicherung versicherten Menschen ab dem vollendeten 16. Lebensjahr alle zwei Jahre Informationsmaterialien sowie den Organspendeausweis kostenfrei zugeschickt.

Das Gesetz sieht vor, dass die Bereitschaft, Organe nach dem eigenen Tod zu spenden regelmäßiger erfragt werden soll. Künftig soll eine Erklärung zur Organspende auch in einem Online-Register und den Ausweisstellen möglich sein. Außerdem sollen Hausärzte die Patienten ermuntern, eine Entscheidung zu dokumentieren.

Organspendeverfügung

Hiermit stimme ich

Name: _____

geboren am: _____

geboren in: _____

wohnhaft in: _____

einer Entnahme von Organen/Gewebe zum Zwecke der Transplantation

mit Ausnahme folgender Organe zu

- ■ _____

- ■ _____

- ■ _____

☐   Sollte ich konkret als Organspender infrage kommen, befinde ich mich im Sterbeprozess, zeichnet sich nach ärztlicher Beurteilung ein Hirntod ab und müssen für die Entnahme ärztliche Maßnahmen durchgeführt werden, die ich
in meiner Patientenverfügung ausgeschlossen habe, so

dürfen diese Maßnahmen durchgeführt werden. Diese Verfügung geht dann der Patientenverfügung vor.

☐ Sollte ich konkret als Organspender infrage kommen, befinde ich mich im Sterbeprozess, zeichnet sich nach ärztlicher Beurteilung ein Hirntod ab und müssen für die Entnahme ärztliche Maßnahmen durchgeführt werden, die ich in meiner Patientenverfügung ausgeschlossen habe, so dürfen diese Maßnahmen **nicht** durchgeführt werden. Die Bestimmungen in meine Patientenverfügung sind stets vorrangig zu beachten.

Ort, Datum   _____

Unterschrift   _____

Postvollmacht

Allgemeines

Eine Postvollmacht, ist nur ein „Schreiben" zum Entgegennehmen von Sendungen einer anderen Person. Trotzdem wird man da nicht ohne weiteres alle Sendungen an eine Person entgegennehmen können, wenn man nur eine gewöhnliche Postvollmacht hat. Für eine Postvollmacht mit der z.B. auch „eigenhändige" Post entgegengenommen werden darf, muss man einen besonderen Abschnitt einfügen, der auch noch gesondert unterschrieben werden muss. Damit soll sich vor allem der Vollmachtgeber noch einmal verdeutlichen, in welcher „Tragweite" er die Vollmacht erteilt.

Arten

Die Postvollmacht muss immer speziell für die Art der Sendung ausgestellt werden. Also ein Brief, ob als Einschreiben oder „normal", kann nur mit einer Vollmacht ausgehändigt werden, die für Briefe gilt. Ein Paket kann nur an einen Bevollmächtigten ausgehändigt werden, der auch Pakete annehmen darf. Seine Sie hier also ruhig kleinlich. Listen Sie alle Arten der Post in Ihrer Postvollmacht auf. Sie können auch für jede Art eine eigene Vollmacht ausstellen.

Inhalt

Wenn Sie erstmals eine Vollmacht ausstellen, dann fragen Sie sich vielleicht, was eine Vollmacht enthalten muss, um rechtskräftig verwendet werden zu können.

Zum einen, muss sie genaue Angaben zu Ihnen enthalten. Ihr Name, Ihr Vorname und Ihre Anschrift sind das Mindestmaß. Gegebenenfalls können Sie noch Ihr Geburtsdatum anfügen. Diese Angaben sollten Sie auch zu Ihrem Bevollmächtigte machen. Weiterhin ist es wichtig, dass Sie genau bezeichnen, für was Sie die Vollmacht ausstellen. Zur Abholung eines Paketes oder zur Entgegennahme von Briefen?! Im privaten Umfeld stellen Sie am besten immer eine Einzelvollmacht aus. Diese wird zur Entgegennahme oder zu Abholung eines bestimmten Paketes oder Briefes verwendet und endet dann automatisch. Soll die Vollmacht für mehr als eine Handlung gelten, so sollten Sie sie zeitlich begrenzen.

Im Zweifel ist es einfach eine neue Vollmacht auszustellen, als eine einmal „zeitlos ausgestellte" zurück zu fordern. Außerdem sollten Sie die aktive Handlung „das Abholen" bezeichnen. Schlecht ist es, wenn Sie nur beziffern, was der Bevollmächtigte nicht darf.

Postvollmacht

Hiermit bevollmächtige ich

Name: _____

geboren am: _____

geboren in: _____

wohnhaft in: _____

Herrn/Frau/Divers

Name: _____

geboren am: _____

geboren in: _____

wohnhaft in: _____

Personalausweisnummer: _____

Dergestalt, dass dieser/diese alle (Post-)Sendungen, auch Kontoaus-

züge und maschinell erstellte Schreiben künftig (bis zum ....,

bis auf Widerruf) in Empfang nehmen darf.

Ort, Datum   _____

Vollmachtgeber /
Unterschrift   _____

Dies betrifft auch persönlich/vertraulich auszuhändigende Post.

Ort, Datum   _____

Vollmachtgeber /
Unterschrift   _____

Bankvollmacht

Wirkung der Vorsorgevollmacht

Ob Girokonto, Onlinedepot oder Spareinlagen bei in- und ausländischen Banken: Wer ein Bankkonto hat, sollte klären, welche Person die Bankgeschäfte erledigt, wenn der Kontoinhaber selbst dazu nicht mehr fähig ist. Eine Erkrankung oder ein schwerer Unfall können dazu führen, dass jemand vorübergehend oder dauerhaft nicht mehr selbst entscheiden kann. Dann ist es nicht mehr möglich, über das Bankkonto zu verfügen.

Auf der anderen Seite laufen Verbindlichkeiten weiter, vielleicht sind Krankenhhaus- und Arztrechnungen oder Pflegeheimkosten zu bezahlen. Gut ist es dann, wenn die Kontoinhaberin oder der Kontoinhaber sich rechtzeitig gekümmert und in einer Bankvollmacht eine Vertrauensperson bestimmt hat, die einspringt. In diesem Buch finden Sie keine Bankvollmacht, denn die meisten Banken akzeptieren nur Vollmachten, die auf ihren Formularen ausgefüllt sind. Sie finden hier aber einige Tipps und Informationen.

Bankvollmacht gilt oft ab Unterschrift und über den Tod hinaus

Um das wichtige Dokument zu bekommen, vereinbaren Kontoinhaber und Vertrauensperson einen Termin bei der Bank vor Ort und unterschreiben gemeinsam das institutseigene Formular. Bei Onlinebanken ist es möglich, die Vollmacht herunterzuladen. Die Identität weist der oder die Bevollmächtigte per Post- oder Video-Identverfahren nach. Es gibt verschiedene Arten von Bankvollmachten:

- Gilt ab Unterschrift und über den Tod hinaus. Eine Kontovollmacht gilt in der Regel ab dem Zeitpunkt der Unterschrift und nicht erst, wenn jemand krankheitsbedingt Bankgeschäfte nicht mehr erledigen kann. Das Risiko des Missbrauchs trägt der Kontoinhaber. Daher ist es von großer Bedeutung, eine Person zu wählen, zu der großes Vertrauen besteht. Die oder der Bevollmächtigte darf in der Regel auch über den Tod hinaus Bankgeschäfte erledigen. Dies gilt solange, bis ein Erbe die Vollmacht widerruft.

- Gilt ab dem Tod des Kontoinhabers. Es gibt Banken, die nur eine Kontovollmacht anbieten, die ab dem Tod des Kontoinhabers gilt.

- Gilt bis zum Tod des Kontoinhabers. Es gibt Banken, die nur eine Kontovollmacht anbieten, die bis zum Tod des Kontoinhabers gilt.

Wirkung der Vorsorgevollmacht

Viele Menschen haben für den Fall der eigenen Entscheidungsunfähigkeit rechtlich vorgesorgt und in einer Vorsorgevollmacht eine Person des Vertrauens beauftragt, für sie zu handeln. Oft darf die oder der Bevollmächtigte mit einer Vorsorgevollmacht auch Kontogeschäfte erledigen oder über Depots verfügen. Trotzdem ist es sinnvoll, eine Bankvollmacht zu beantragen. Denn Banken und Sparkassen akzeptieren Vorsorgevollmachten oft nicht, obwohl sie es nach der Rechtslage müssten. Das Problem: Banken und Sparkassen verweigern oft den Zugriff auf das Konto, wenn ein Bevollmächtigter mit einer Vorsorgevollmacht

Rechnungen begleichen oder Überweisungen tätigen will. Die Kreditinstitute begründen das oft mit einem hohen Bearbeitungsaufwand. Für jede Verfügung müsse die Originalvollmacht vorliegen, die Rechtsabteilung müsse überprüfen, ob sie wirksam und echt ist. Denn wenn eine Bank Geschäfte zulässt, obwohl eine Vollmacht unwirksam war, ist sie gegebenenfalls schadenersatzpflichtig.

Tipp: Berufen Sie sich auf die Rechtslage, wenn eine Bank die Vorsorgevollmacht ablehnt, die Sie vorlegen.

Nicht jede und jeder hat eine Vertrauensperson. Kontoinhaber können dann über eine Betreuungsverfügung nachdenken. Darin können sie vorschlagen, wer im Fall der eigenen Entscheidungsunfähigkeit die Betreuung übernehmen soll, etwa aus dem Kreis der Angehörigen oder Freunde. Vorteil: Geht es im Betreuungsfall um die Vermögenssorge, kontrolliert das Gericht die Betreuer.